● 厦门大学首批"十四五"精品教材立项建设项目

● 2023年省级一般教改项目

生物安全
医学防护实训指导

主　编●张　磊

厦门大学出版社　国家一级出版社
XIAMEN UNIVERSITY PRESS　全国百佳图书出版单位

图书在版编目（CIP）数据

生物安全医学防护实训指导 / 张磊主编. -- 厦门：
厦门大学出版社，2024.7
　　ISBN 978-7-5615-9361-5

　　Ⅰ．①生… Ⅱ．①张… Ⅲ．①防疫-医学院校-教材
Ⅳ．①R183

中国国家版本馆CIP数据核字(2024)第083696号

责任编辑	郑　丹
美术编辑	李嘉彬
技术编辑	许克华

出版发行　**厦门大学出版社**
社　　址　厦门市软件园二期望海路 39 号
邮政编码　361008
总　　机　0592-2181111　0592-2181406(传真)
营销中心　0592-2184458　0592-2181365
网　　址　http://www.xmupress.com
邮　　箱　xmup@xmupress.com
印　　刷　厦门市金凯龙包装科技有限公司

开本　787 mm×1 092 mm　1/16
印张　9.25
字数　208 千字
版次　2024 年 7 月第 1 版
印次　2024 年 7 月第 1 次印刷
定价　36.00 元

厦门大学出版社
微信二维码

厦门大学出版社
微博二维码

——编写组

主 编

张 磊 厦门大学公共卫生学院

副主编

郭东北 厦门大学公共卫生学院

陈静威 厦门大学公共卫生学院

编 者（按姓氏笔画为序）

马偲航 厦门大学公共卫生学院 付 婷 空军军医大学军事预防医学系

孙慧敏 厦门大学翔安医院 严 敏 空军军医大学军事预防医学系

张 磊 厦门大学公共卫生学院 张小芬 厦门大学公共卫生学院

陆振华 空军军医大学军事预防医学系 陈小旋 厦门大学公共卫生学院

陈静威 厦门大学公共卫生学院 陈毅歆 厦门大学公共卫生学院

林 欣 厦门大学公共卫生学院 赵 斌 厦门大学翔安医院

贺 真 空军军医大学军事预防医学系 郭东北 厦门大学公共卫生学院

温乐基 厦门大学公共卫生学院 蔡毅君 厦门大学公共卫生学院

颜晓玥 厦门大学公共卫生学院

学术秘书

温乐基 厦门大学公共卫生学院

颜晓玥 厦门大学公共卫生学院

序

在生物技术不断创新发展、新发突发传染病疫情层出不穷、世界局势变化动荡和生态环境日益恶化等各种复杂情境下，生物安全的重要性和紧迫性显著上升。2021年，《中华人民共和国生物安全法》正式施行，填补了我国生物安全法律制度体系的空白，要求相关科研院校、医疗机构以及其他企业事业单位将生物安全法律法规和生物安全知识纳入教育培训内容，加强学生、从业人员生物安全意识和伦理意识的培养。

厦门大学作为综合性研究型大学，拥有成体系的生物学、医学以及社会管理学等学科，在我国生物安全相关研究领域具有深厚积累。新冠疫情暴发后，厦门大学第一时间组织力量投入抗疫工作，形成了覆盖"流调溯源—预测预警—检测试剂与疫苗研发"的疫情防控科研攻关链条，为国家应对新冠疫情贡献了力量，获评"全国抗击新冠肺炎疫情先进集体""全国科技系统抗击新冠肺炎疫情先进集体"。

为了满足高水平生物安全人才培养的需求，厦门大学开设了"生物安全"系列课程。该系列课程集生物学、预防医学和临床医学于一体，是厦门大学"双一流"学科建设的亮点之一，为培养生物安全人才提供了理论和能力提升的综合平台。同时，为更好地实现理论实践一体化教学，厦门大学组织编写了《生物安全医学防护实训指导》与《生物安全》，共同作为该系列课程的配套教材。《生物安全医学防护实训指导》由厦门大学公共卫生学院和空军军医大学军事预防医学系的中青年专家合作编写，共分为生物安全实验室，防护，采样，检验，消毒、杀虫、灭鼠五个部分，既可作为预防医学、临床医学专业本科生和研究生的实训教材，也可作为预防医学和临床医学工作者职业再培训的参考用书。

随着生物安全形势的不断变化和生物科技的不断发展，我国高等级生物安全设施网络正在不断完善。生物医学相关在校学生和生物安全相关从业人员在系统学习生物安全基础理论知识的同时，全面接受生物安全医学防护实训，对于保障我国生物安全具有重要的意义。期望本书能在其中发挥重要价值，服务我国生物安全保障工作。

厦门大学公共卫生学院

2024 年 4 月 11 日

前　言

近年来，新发突发传染病、外来生物入侵、实验室生物安全、微生物耐药性、生物恐怖袭击、生物武器威胁等生物安全威胁的风险日益增加，生物安全正在持续引起世界范围的高度关注。2020年新冠疫情暴发后，习近平总书记在中央全面深化改革委员会第十二次会议上指出，"要从保护人民健康、保障国家安全、维护国家长治久安的高度，把生物安全纳入国家安全体系，系统规划国家生物安全风险防控和治理体系建设，全面提高国家生物安全治理能力"。我国生物安全战略性地提升到国家安全体系中。

我国于2021年4月实施《中华人民共和国生物安全法》，为了应对新时代社会发展和突发公共卫生事件发生，满足高端预防医学人才需求，厦门大学率先开设了"生物安全"系列课程，但是全国尚缺乏该新设课程的实训教材。本书编写以社会实际需求和当下疫情状态处置为基础，讲解最新的实验室检测方法、临床诊治方案创新点，以期培养出实用型的预防和临床医学人才。本书也是国家医学攻关产教融合创新平台（疫苗研发）在理论教学、技能提升方面实践的阶段性成果。

本书共分生物安全实验室，防护，采样，检验，消毒、杀虫、灭鼠五部分，其中生物安全实验室部分包括生物安全二级实验室、生物安全三级实验室和生物安全四级实验室的介绍；防护部分包括物理防护和免疫防护；采样部分包括采样箱和临床标本采集；检验部分包括现场快速检验箱、炭疽芽孢杆菌实验室检测、新型冠状病毒检测、蜱携带病原体检测、不明原因发热疾病病原体快速筛查；消毒、杀虫、灭鼠部分包括：消毒、杀虫、灭鼠和生物安全泄漏应急处置箱。这五部分实训可提高医务人员的生物安全防护水平。所以，本书既可作为预防医学、临床医学专业本科生的实训教材，也可供预防医学和临床医学工作者阅读参考。

感谢对本书出版给予支持的厦门大学公共卫生学院的领导和同事们，感谢空军军医大学邵中军教授、张维璐教授、张景霞高级工程师、苏海霞副教授，感谢龙岩第一医院发热门诊傅丽雯护士长和陈锦红护士。

由于医学科技进步的速度飞快，主编能力所限，尤其是在把握生物恐怖与生物威胁发展脉搏方面深感功力不足，因而书中难免存在差错和不当之处，恳请各位同行和有关专家提出宝贵意见和建议。

张　磊

2023 年 9 月

CONTENTS | 目　录

第一部分　生物安全实验室 ……………………………………………… 1

　第一章　生物安全二级实验室 …………………………………… 3

　第二章　生物安全三级实验室 …………………………………… 17

　第三章　生物安全四级实验室 …………………………………… 31

第二部分　防护 …………………………………………………………… 35

　第一章　物理防护 ………………………………………………… 37

　第二章　免疫防护 ………………………………………………… 46

第三部分　采样 …………………………………………………………… 53

　第一章　环境微生物采样箱 ……………………………………… 55

　第二章　食品微生物采样箱 ……………………………………… 62

　第三章　临床生物标本采集 ……………………………………… 66

　第四章　鼠类及昆虫类采样箱 …………………………………… 80

第四部分　检验 …………………………………………………………… 83

　第一章　现场快速检验箱 ………………………………………… 85

　第二章　炭疽芽孢杆菌实验室检测 ……………………………… 93

　第三章　新型冠状病毒检测 ……………………………………… 105

第四章　蜱携带病原体检测 ………………………………………………… 110

第五章　不明原因发热疾病病原体快速筛查 ……………………………… 115

第五部分　消毒、杀虫、灭鼠 …………………………………………… 121

第一章　消毒 …………………………………………………………………… 123

第二章　杀虫 …………………………………………………………………… 129

第三章　灭鼠 …………………………………………………………………… 132

第四章　生物安全泄漏应急处置箱 ………………………………………… 136

参考文献 ……………………………………………………………………… 138

第一部分 生物安全实验室

　　生物安全是一个系统的概念，从实验室的科学研究到产业化的工业生产，从病原微生物到外来有害物种，从个人健康到国家安全等都涉及生物安全问题。随着现代生物技术的发展和应用，生物安全已形成涵盖对生物危害的检测、评价、监测、防范和治理的科学技术体系，是防止从事相关工作的人员、实验室和环境受到具有潜在传染性物质和生物毒害物质危害的一门新兴学科。实验室生物安全是生物安全的重要内容，是关系实验人员健康、安全和环境安全的重大问题，也是公共安全和国家安全的重要组成部分。

　　生物安全实验室是检测、研究生物因子的重要设施，一个设计、建造和运行良好的生物安全实验室，可以有效防止有害生物因子外泄，实现实验人员、外界环境、实验对象的三重防护。十几年来，我国完成了高级别生物安全实验室从无到有的跨越式发展，已建成多家三级甚至四级生物安全实验室，在新型冠状病毒肺炎（COVID-19）、中东呼吸综合征（MERS）、甲型 H1N1 流感、非洲猪瘟等疫情的防控上，发挥了重大作用。

　　根据所处理对象的生物危害程度和采取的防护措施，将实验室生物安全防护水平由低到高划分为一级、二级、三级和四级[见《实验室　生物安全通用要求》（GB 19489—2008）]：

　　（1）生物安全一级（bio-safety level，BSL-1）实验室适用于操作已知不会导致人类或动物疾病的微生物、病毒、寄生虫等，且对实验室工作人员和环境的潜在危害最小的微生物（生物因子）。

（2）生物安全二级（BSL-2）实验室适用于操作能够引起人类或者动物疾病，但一般情况下对人、动物或者环境不构成严重危害，传播风险有限，实验室感染后很少引起严重疾病，并且具备有效治疗和预防措施的微生物（生物因子）。

（3）生物安全三级（BSL-3）实验室适用于操作能够引起人类或者动物严重疾病，比较容易直接或者间接在人与人、动物与人、动物与动物间传播的微生物（生物因子）。

（4）生物安全四级（BSL-4）实验室适用于操作能够引起人类或者动物非常严重疾病的微生物（生物因子），以及我国尚未发现或者已经宣布消灭的微生物（生物因子）。

以 BSL-1、BSL-2、BSL-3、BSL-4 表示仅从事体外操作的实验室的相应生物安全防护水平。以 ABSL-1（animal bio-safety level 1，ABSL-1）、ABSL-2、ABSL-3、ABSL-4 表示包括从事动物活体操作的实验室的相应生物安全防护水平。动物生物安全实验室分为从事脊椎动物和无脊椎动物实验活动的实验室。

在生物安全防护水平分级的基础上，根据所操作致病因子的传播途径，生物安全实验室分为 a 类和 b 类［见《生物安全实验室建筑技术规范》（GB 50346—2011）］。a 类为操作非经空气传播生物因子的实验室；b 类指操作经空气传播生物因子的实验室，其中又分为 b1 类生物安全实验室——可有效利用安全隔离装置进行操作的实验室、b2 类生物安全实验室——不能有效利用安全隔离装置进行操作的实验室。

第一章

生物安全二级实验室

第一节　生物安全二级(BSL-2)实验室建设基本原则

遵守国家有关法律、法规和规定开展生物安全实验室建设,包括新建、改建、扩建,其核心原则是安全为首位,采用物理隔离技术,符合国际规范操作原则,既满足实验对象的环境需求,又确保实验人员和实验室周围环境的安全。因此在生物安全实验室建设中,先评估拟从事的研究内容和实验对象的风险等级,科学合理地设计建筑和设备的相关参数,确保生物风险控制,并为实验人员提供方便和舒适。

第二节　生物安全二级(BSL-2)实验室设计的基本要求

一、建筑选址要求

实验室选址、设计和建造应符合国家和地方环境保护和建设主管部门等的规定和要求,做到:

(1) 符合当地的总体规划,充分利用当地基础设施。

(2) 地形规整,交通方便。

(3) 避让饮用水源保护区。

(4) 避开化学、生物、噪声、振动、强电磁场等污染源及易燃易爆场所。

二、建筑布局要求

生物安全实验室应根据建制单元(或同类实验单元)所需面积及楼层面积进行平面布局,以端头垂直交通或中间垂直交通最为常见。生物安全二级实验室(BSL-2 实验室)的建筑位置可共用建筑物,与建筑物其他部分相通,但区域应相对独立,设可自动关闭的带锁的门。

（一）端头垂直交通形式

实验区位于楼层一端，垂直通道、实验人员办公及生活等其他区域位于楼层另一端（图 1-1-1），与实验有关的辅助用房可置于上述两个区域之间。

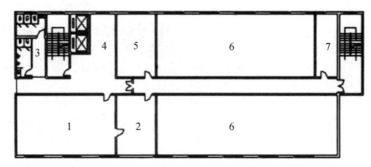

图 1-1-1　端头垂直交通形式平面布局示意图

1.办公室；2.更衣室；3.洗手间；4.电梯及楼梯；5.物品储藏间；6.实验区；7.洗消间

（二）中间垂直交通形式

当楼层面积满足两个建制单元时，采用中间垂直交通形式布局，即垂直通道、实验人员办公及生活等其他区域位于楼层中间（图 1-1-2），人为形成两个独立的屏障单元，避免了人流、物流的相互干扰。

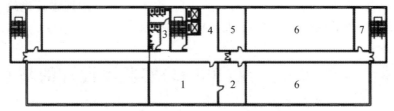

图 1-1-2　中间垂直交通形式平面布局示意图

1.办公室；2.更衣室；3.洗手间；4.电梯及楼梯；5.物品储藏间；6.实验区；7.洗消间

三、BSL-2 实验室设计原则与基本要求

《人间传染的病原微生物目录》中约 90% 的病毒、细菌归为第三、四级危害，在 BSL-1、BSL-2 实验室开展实验。除满足常规实验室的水、电、气、排废、消防、逃生的设计要求外，生物安全实验室建筑物应至少设一部客梯（可兼作货梯）、一部污物梯，避免物理空间的交叉。实验室内可采用自然通风，或空调通风净化，不可采用中央空调系统，避免实验室之间的空气交换造成潜在危险。生物安全实验室的设计应以生物安全为核心，保证对生物、化学、辐射和物理等危险源的防护水平可评估、可控制，潜在风险不外溢到周边环境与区域，具体要求为：

（1）人员、物品、设备可通过走廊和通道，走廊和通道清晰标示紧急撤离路线。

（2）通道自动门、房间门设有自动开关和进入限制装置，紧急情况下可快速打开；紧急出口则有明显的标识。

（3）实验室和房间入口标示生物安全警示。

（4）实验室、不同房间根据生物材料、样本、药品、化学品和机密资料设置防盗和监控装置。

（5）设置危化品、生物危害、放射性物质等危险实验样品、材料存储、转运收集处理和处置的通道和空间；根据风险等级和实验要求，配置清洗和消毒灭菌设施。

（6）设置防止节肢动物和啮齿动物进入和逃出的措施；对实验动物饲养的饮食、呼吸、排泄、毛发、尸体处置设置独立的防护设施；对实验操作过程中的动物抓咬、挣扎等潜在生物危险设置人员防护、急救措施。

四、普通型 BSL-2 实验室设施要求

普通型 BSL-2 实验室实施二级屏障，可不设负压，对洁净度也无特殊要求，可设机械通风（设置独立通风管道）或通过开窗保持室内外换气（使用防蚊纱窗），保持室内温度 18～27 ℃，湿度 30%～70%，噪声和平均照度保持常规实验室要求。普通型 BSL-2 实验室（图 1-1-3）有设施要求。

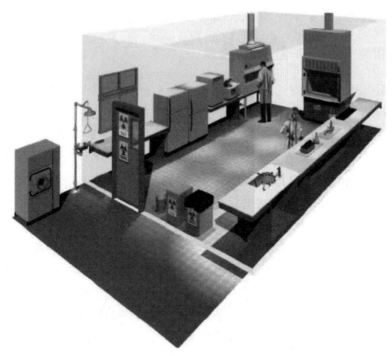

图 1-1-3　BSL-2 实验室平面图

（图片来源：世界卫生组织. WHO 实验室生物安全手册：第三版［A］. 2004.）

（1）实验室入口应有国际通用的生物危险符号、实验室化学危险源标识，明确地标示生物防护级别、操作的致病性生物因子；标注实验室负责人、紧急联系方式。

（2）实验室的门应为可视门，设置可识别的限制性门锁，门锁在紧急状态下可自动开启，不妨碍室内人员逃生；实验室内清晰可见地标示紧急逃离路线和紧急出口，且黑

暗中可突出显示。

（3）实验室的墙面、天花板、地面、实验台及实验家具的材料应耐化学品和消毒剂腐蚀，易清洁，且不易燃、不助燃。

（4）实验室内根据实验需求分区管理，应设准备区、实验区、实验洗消区、样品保存区、生物废料回收处理区等，工作区域外应有存放备用物品的条件。

（5）在实验室门口、靠近工作区出口处应设自动洗手池、实验所需更衣处。

（6）应根据工作性质和流程合理摆放实验室设备、台柜物品等，避免相互干扰、交叉污染，并应不妨碍逃生和急救。

（7）根据实验区内水槽、实验台的位置，设置洗眼装置、紧急喷淋装置。

（8）根据实验需要，在确保生物危害风险控制的前提下，配备负压排风柜；若使用高毒性、放射性物质，应按国家、地方的相关规定和要求，配备相应的安全设施、设备和个体防护装备。

（9）根据实验室面积配备应急照明装置、消防器材、急救器材、意外事故处理器材，甚至可根据实验室建筑特点配备紧急逃生装置。

（10）实验区应配备生物安全柜，以及带门禁识别的、可限制的自动开关门；洗消区应配消毒剂存放和配制操作台、高压灭菌器、鼓风干燥箱。

五、加强型 BSL-2 实验室设施要求

在普通型 BSL-2 实验室的基础上增加封闭式核心工作间，在工作区入口增加缓冲间，缓冲间内设置防护服更换间、准备间、洗消间等。缓冲间的入口不宜直接面对工作区的入口。加强型 BSL-2 实验室实施二级屏障：相对于大气的最小负压为 30 Pa，与室外方向上相邻相同房间的最小负压差是 10 Pa，在核心工作间入口的显著位置应安装显示房间负压状态的压力显示装置；设置压力及压力梯度稳定的自动控制措施，并可对异常情况报警。采用建筑物、实验室、实验室内各区域彼此独立的机械通风系统设计以保持室内洁净度级别为 7 或 8，最小换气次数为 12 次/h；排风和送风机组联锁启停，排风先于送风开启，后于送风关闭。室外的新风口高于室外地面 25 m 以上，远离排风口和其他污染源；室外的排风口应采用高效过滤器，且设置防雨防风、防昆虫和野外动物、防绒毛的措施。

室内，在缓冲间或核心工作区出口设自动感应洗手池。在工作区内布局新风口和排风口的位置时，应保障气流是上送下排的定向流动（图 1-1-4），避免区域内或各实验区域之间的交叉污染，且减少涡流和气流死角。

六、移动式加强型 BSL-2 实验室设施要求

重大自然灾害后，灾区现场需采集环境、动物、媒介生物、饮用水、食品等样本，在移动式 BSL-2 实验室内开展病原学和卫生学指标检测。移动式 BSL-2 实验室一般建设在移动车底盘上，配备实验室方舱、送风系统、排风系统、控制系统、电气系统和给排水系统等，通风空调设备应具备初、中效过滤器，空调机组，送风机，调节阀，实验室内可开启、关闭控制

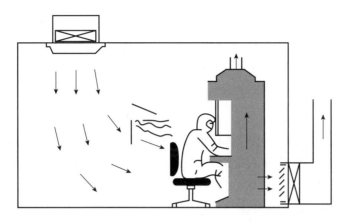

图 1-1-4 加强型 BSL-2 实验室气流模式示意图

(图片来源:王同展,王海岩,侯配斌,等.BSL-2 实验室生物安全体系建立与运行[M].济南:山东科学技术出版社,2015)

箱等;排风净化设备应包括调节阀和排风机等。方舱的实验间入口处设温度、湿度、压差等显示装置;缓冲间兼作更衣室,设计 10 Pa 的正压层流气闸,设置自净化传递窗作为缓冲间与核心实验间的物品传递通道。核心工作区设计 20 Pa 的密闭负压,配备生物安全柜、灭菌器、培养箱、冰箱、实验检测设备等,以满足生物安全要求。

第三节 生物安全二级(BSL-2)实验室的设备

生物安全实验室的设备通常为关键防护设备和一般检测设备(图 1-1-5)。

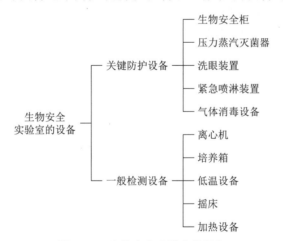

图 1-1-5 生物安全实验室的设备

一、生物安全柜

(一)生物安全柜的工作原理和分类

生物安全柜(biological safety cabinet,BSC)是防止实验操作处理过程中某些具有危险性或未知性生物微粒发生气溶胶散逸的箱型空气净化负压安全装置,是实验室生物安全一级防护屏障中最基本的安全防护设备,一般由箱体和支架组成,包括空气过滤系统[核心部件为高效空气过滤器(high-efficiency particulate air filter,HEPA 过滤器)]、外排风箱系统、滑动前窗驱动系统、照明光源和紫外光源、控制面板。

生物安全柜的工作原理是将柜内空气向外抽吸,使柜内保持负压状态,通过垂直气流来保护工作人员;外界空气经 HEPA 过滤器过滤后进入安全柜内,以避免样品被污染;柜内的空气也需经过 HEPA 过滤器过滤后再排放到大气中,以保护环境。安全柜内的空气通过 HEPA 过滤器或排到实验室中;或先排到实验室中,再通过排风系统排到建筑物外面;或直接排到建筑物外面。

国际上通常根据正面气流速度、送排风方式等将生物安全柜分为三个等级(Ⅰ、Ⅱ、Ⅲ级),不同等级的生物安全柜保护对象也不同(表 1-1-1)。按照美国 NSF49 标准,生物安全等级分为 4 级,根据此标准对应防护类型,Ⅰ、Ⅱ、Ⅲ级生物安全柜可适用于不同生物安全等级媒质的操作(图 1-1-6)。Ⅱ级生物安全柜是目前应用最广泛的,该柜型和Ⅰ级生物安全柜一样,前窗口格栅有"进气流",防止操作时微生物可能生成的气溶胶逃逸出柜体,同时阻挡柜体外未过滤的气流被前进风格栅捕获,无法达到安全柜内的工作区,避免试验品被外界气体污染。而与Ⅰ级生物安全柜不同,Ⅱ级生物安全柜中经过 HEPA 过滤器过滤的垂直层流气流从安全柜顶部吹下,形成"下沉气流",以保护柜中的试验品不被外界尘埃或细菌污染。因此Ⅱ级生物安全柜可用于 BSL-1、BSL-2、BSL-3 实验室,在使用正压防护服的条件下,也可用于 BSL-4 实验室。若实验需保护实验对象,选择Ⅱ级或带层流的Ⅲ级生物安全柜;少量挥发性的放射性核素和化学品防护,选择Ⅱ级 B1 型、外排式的Ⅱ级 A2 型生物安全柜;挥发性的放射性核素和化学品防护,选择Ⅰ级、Ⅱ级 B2、Ⅲ级生物安全柜。

表 1-1-1   生物安全柜的分类与应用

级别	类型	排风比例(%)及方式	循环空气比例/%	柜内气流	工作窗口进风平均风速/(m/s)	排风管连接方式	保护对象
Ⅰ级	—	100,可向室内排风	0	乱流	≥0.4	硬管密闭连接	使用者、环境
Ⅱ级	A1 型	30,可向室内排风	70	单向流	≥0.4	可排到房间或套管连接	使用者、受试样本、环境
	A2 型	30,可向室内排风	70	单向流	≥0.5	可排到房间或套管连接或密闭连接	使用者、受试样本、环境
	B1 型	70,不可向室内排风	30	单向流	≥0.5	硬管密闭连接	使用者、受试样本、环境
	B2 型	100,不可向室内排风	0	单向流	≥0.5	硬管密闭连接	使用者、受试样本、环境

续表

级别	类型	排风比例（%）及方式	循环空气比例/%	柜内气流	工作窗口进风平均风速/(m/s)	排风管连接方式	保护对象
Ⅲ级	—	100,不可向室内排风	0	单向流或乱流	无工作窗进风口时,当一只手套筒取下时,手套口风速≥0.7	硬管密闭连接	使用者和环境,有时兼顾受试样本

（资料来源：王同展,王海岩,侯配斌,等.BSL-2 实验室生物安全体系建立与运行[M].济南:山东科学技术出版社,2015）

生物安全等级1级(P1)

媒介：无害细菌、病毒等微生物	Ⅰ级生物安全柜

生物安全等级2级(P2)

媒介：一般性可致病细菌、病毒等微生物	Ⅱ级生物安全柜

生物安全等级3级(P3)

媒质：烈性/致命细菌、病毒等微生物,但感染后可治愈	Ⅲ级生物安全柜

生物安全等级4级(P4)

媒质：烈性/致命细菌、病毒等微生物,感染后不可治愈	Ⅲ级生物安全柜

图 1-1-6　生物安全等级适用不同分级的生物安全柜

（二）生物安全柜的使用

1. 工作环境的要求

生物安全柜工作环境为 $10\sim30$ ℃,相对湿度为小于 75%。需连接电源,稳固在实验室水平地面上,不可安装在实验室内的通道上,且操作窗不可面对或靠近实验室的门窗,或空调出风口,或其他气流干扰的设备（通风橱等）。安全柜整体在没有连接外排系统的情况下,其顶部与房顶距离应大于 0.2 m,与后方墙面距离应大于0.3 m,以利于外排气流畅通和安全柜的维护。在高海拔地区使用,安装后必须重新校正风速。

2. 检测要求

生物安全柜从物理学、生物学两方面进行检测,可分为首次检测、后续检测。按照《Ⅱ级生物安全柜》（YY 0569—2015）、《生物安全柜》（JG 170—2005）和《消毒技术规范》（2002 年版）的要求,Ⅱ级生物安全柜物理学检测包括安全柜整体和 HEPA 过滤器的泄漏、下沉气流流速、工作窗口进口平均风速、温度、气体流向、照度、噪声、振幅、紫外灯强度。生物学检测包括对个体保护的效果、对环境保护的效果、对样品保护的效果、交叉污染实验效果。在安装、移动、检修、更换 HEPA 过滤器或内部部件维修等之后应进行现场检测,还须增加生物学检测。保持年度的常规检测。Ⅲ级生物安全柜还须检测静压差。

3. 物品放置

为避免安全柜内的气流和安全性受影响,生物安全柜内只摆放单次工作必需的物品和设备。所有放入安全柜内的物品表面用 75% 的乙醇擦拭消毒。放入安全柜内的所有物品应尽可能地远离操作台前、后格栅边缘,避免干扰气流屏障;操作台从左到右依次划分为洁净区(操作者左手侧)、工作区、污染区(操作者右手侧)(图 1-1-7)。容易产生气溶胶的设备(如旋转搅拌器、台式离心机)应放置在安全柜工作台的后部区域,但远离后格栅。

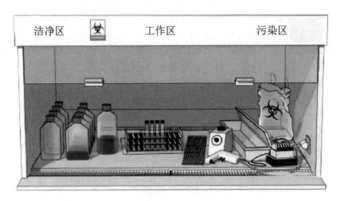

图 1-1-7　生物安全柜物品摆放示范

(图片来源:必看! 生物安全柜操作规范[EB/OL]. (2022-10-13)[2023-09-13].
http://zhuanlan.zhihu.com/p/572092525? utm-id-0)

4. 人员操作与使用

(1) 开启安全柜电源,打开风机开关,检查安全柜内有空气流动,检查安全柜显示面板上各项仪器自检读数,安全柜运行稳定 5～10 min 使柜内气流和环境达到安全要求。

(2) 打开紫外灯,照射 30 min;紫外消杀完毕,关闭紫外灯,打开照明灯。

(3) 上提安全柜的滑动观察窗,并调整到安全柜上标示的位置,若未到适宜位置,窗式报警器发出警报。

(4) 操作者应按实验需求穿戴相应的个人防护装备。在开始工作之前,操作者调整座椅高度,使自己的面部在前操作窗口之上,将实验用品外表面消毒,全部放入安全柜,减少后续频繁进出安全柜。将手臂垂直缓慢伸入安全柜内大约 1 min,确保安全柜前格栅气流稳定,并且让气流"清扫"手掌、手臂及身体前表面的微粒。操作时,双臂垂直缓慢进出安全柜,且在柜内移动时,应轻抬胳膊以维持前面开口处气流的完整性,避免破坏气流屏障,使安全柜外部气流进入进而污染样品。

(5) 按照正确的微生物学操作规范进行实验,尽可能地减少实验溶液喷射和气溶胶产生;可在安全柜操作台面上铺放浸湿消毒液有效氯含量 500 mg/L 的布垫,在布垫上进行实验操作,以吸收在实验中可能溅出的液滴。按照安全柜三区划分,操作时应按从洁净区到污染区的顺序进行,生物危害性废弃物品、容器、器皿统一放置在污染区。使用虹吸抽气装置收集污染的实验废液,收集容器内应事先盛放标准浓度的消毒液,并在吸气管道上加装 HEPA 高效过滤器。

5.清场与消毒

紫外灯灭菌无法替代安全柜的日常表面除菌。实验结束时,应按照程序对操作台面、内壁,柜内设备仪器和物品进行清理,用浓度 75％乙醇擦拭表面清除表面污染,再将设备和物品移出安全柜。关机前生物安全柜风机继续运行 5 min,以净化生物安全柜内部的气体。关闭照明荧光灯开关,关闭生物安全柜开关。打开紫外灯开关照射 30 min。

6.使用注意事项

(1) 操作时应尽量避免衣袖遮挡前方进气格栅。

(2) 安全柜内物品、设备不可过多而遮挡前方和后方的进气出气格栅,影响柜内气流,带来安全隐患。

(3) 定期将安全柜操作台面提起,清理台面下方区域,保持该区域清洁。

(4) 正确使用紫外灯,紫外照射工作台时,应保持工作台上干净、无遮挡物品。

(5) 在生物安全柜进行操作时不能使用酒精灯,否则燃烧产生的热量会干扰气流并损坏过滤器。使用微型燃烧器或电炉对接种环等进行灭菌。

(6) 使用安全柜时,应尽量避免开关实验室门,其他工作人员也应避免在安全柜前面走动,以免干扰安全柜内的空气流动。

(7) 在处理有毒、易燃、易爆等特殊材料之前,应当由专业的生物安全专员或工程师来确定符合实验需求的生物安全柜。

(8) 安全柜内操作台面和内壁不可用含氯消毒剂擦拭,避免不锈钢腐蚀。

7.出现正压时的措施

生物安全柜出现正压时,安全柜发出报警。应立即停止工作,关闭安全柜,缓慢撤出双手,离开操作位置,避开从安全柜出来的气流。至少 1 h 后(待气溶胶排出和较大粒子沉降),实验室人员穿戴适当的防护装备,用有效氯含量为 1 000 mg/L 的消毒液喷洒消毒或采用二氧化氯(10~20 mg/m³)气体熏蒸消毒。记录事故发生情况,分析事故原因,并制定纠正预防措施。

8.生物安全柜的维护

(1) 每日维护。用浓度 75％乙醇擦拭安全柜内部工作区域表面、侧壁、后壁,前窗内侧。检查生物安全柜的警报和基本气流。

(2) 每周维护。用有效消毒剂清洗排水槽。

(3) 每月维护。擦拭生物安全柜中的紫外灯灯管上的灰尘和污垢。用湿布擦拭安全柜外部表面,尤其是安全柜的前面和上部,清理堆积的灰尘。

（4）每季维护。检查安全柜的任何物理异常或故障。检查荧光管工作是否正常；检查紫外线的强度，以确保有适当的光发射量。定期清洁不锈钢表面使之保持光滑。

（5）每年检测与维护。由具备资质的技术人员对生物安全柜进行年度维护检测与评价。更换照明灯，根据累计使用时间或检测紫外线强度确定是否更换紫外灯。

9.出现感染性液体溢洒时的措施

若发生感染性液体溢洒，工作人员不要将头伸入安全柜内或面部面对滑动观察窗开口。选择不腐蚀设备表面的消毒剂处理溢洒的感染性液体。如果溢洒的量不足1 mL，可直接用消毒剂浸湿的纸巾或纱布擦拭。

当溢洒量较大或容器破碎时，保持生物安全柜开启，将吸水纸巾或纱布覆盖于溢洒物上，将有效氯含量为1 000 mg/L的消毒剂由外向里倾倒其上，静置30 min后全部收集到废物袋中，并反复用新的纸巾或纱布吸净剩余物质，再用镊子收集破碎的玻璃或其他锐器。然后在安全柜内脱掉外层手套，放置在废物袋内；用消毒剂喷洒和擦拭安全柜内壁、工作台表面以及前视窗的内侧，待其作用一定时间后，用清洁湿巾擦拭表面残留的消毒剂。如果隔离衣也被污染，应用适当的消毒剂喷洒污染部位，脱掉并更换新的隔离衣。

如果溢洒液体流入生物安全柜内部，需要评估后采取适用的措施。通常对所有物品进行表面消毒并将之取出安全柜。根据被测病原微生物选择有效的消毒剂和消毒浓度，关闭安全柜的排水阀，将消毒液倒在工作台面上，让液体通过格栅流到排水盘上。在处理过程中尽可能减少气溶胶的生成。

二、压力蒸汽灭菌器

（一）工作原理

压力蒸汽灭菌器是利用饱和压力蒸汽对物品、溶液、敷料、生物医疗类物质进行迅速而可靠消毒的灭菌设备，被认为是最具灭菌效果可靠性的灭菌技术。其工作原理是在密闭加压的容器内，通过加热使灭菌器隔套间的水沸腾而产生蒸汽，进而全部排出容器内的冷空气，再关闭气阀继续加热增压，容器内的沸点升高，使容器内的待灭菌物品达到100 ℃以上的温度，导致菌体蛋白质凝固变性而达到灭菌的目的。在BSL-2级及以上等级的生物安全实验室或其所在的建筑物内配备压力蒸汽灭菌器，应定期检查和验证，以确保符合安全和灭菌的要求。

（二）操作使用

在操作使用压力蒸汽灭菌器之前，应熟悉微生物学知识、仪器设备使用的安全知识和无菌操作规范，经过专门培训考核取得合格资质后方可开展工作。压力蒸汽灭菌器的操作具体以设备型号的操作说明为准，常规的操作步骤如下：

（1）检查灭菌器内水量。确定排水阀关闭，检查灭菌器内底部水面是否漫过中心孔的横杆，若不足，应将去离子水（或纯化水）倒入灭菌器底部，直至水位线。

（2）检查各个阀门及开关是否正常。

（3）将待灭菌的物品用牛皮纸或报纸包好，放入金属提篮；盛放溶液的试剂瓶应稍微旋松瓶盖，以防瓶内压力过高；盛放的溶液的体积不超过容器体积的 2/3，且试管或其他容器应竖直放置，避免溢出。

（4）金属提篮中放入检测用化学指示胶带，提篮放进灭菌器，旋紧设备的盖子，根据待灭菌物品选择"固体灭菌"或"液体灭菌"模式，确认设定温度为 121 ℃，时间 20～30 min。

（5）灭菌结束后，待灭菌器降温降压，当达到 0 压力、70 ℃以下温度，可缓慢排气开盖，取出物品，关闭电源，检查化学指示胶带的显示状态以确保灭菌效果。

（三）使用注意事项

（1）灭菌器内注水必须使用去离子水或纯化水。

（2）待灭菌物品放置不宜过紧，封口的容器不宜旋紧，适当松口。

（3）灭菌完毕，不可直接放气减压，避免容器内的液体剧烈沸腾冲出盛放容器或容器爆裂；直接在高温下放气减压，易造成人员烫伤或其他伤害。

（4）灭菌结束，应及时开盖取出待灭菌物品，特别是培养基。

（四）灭菌效果检测

设备在安装后、投入使用前，或更换高效过滤器或内部部件维修后，或年度的维护都要求检测，检测项目包括：灭菌效果检测、B-D 检测、检定。可用于检测的材料有 121 ℃压力蒸汽灭菌化学指示卡、132 ℃压力蒸汽灭菌化学指示卡、压力蒸汽灭菌生物指示物、B-D 测试包或测试卡、蒸汽压力灭菌设备验证仪。对于每次灭菌的效果也应进行实时监测。检测方法如下：

（1）化学监测法：可在物品外包装上贴化学指示胶带监测灭菌效果，并且作为物品是否经过灭菌处理的标志。或在待灭菌物品包内中心部位放置化学指示剂，指示物品是否达到灭菌。以化学指示剂的指示色块达到标准颜色视为灭菌合格。灭菌器每次运行均需采用化学指示卡检测灭菌效果。

（2）生物监测法：该法是最可靠的监测方法，使用活的嗜热脂肪杆菌芽孢（ATCC 7953 或 SSIK 31）作为生物指示剂，嗜热脂肪杆菌芽孢在第 1 个灭菌周期（灭菌时长 3 min）未全部杀灭，在第 2 个灭菌周期（灭菌时长 5、7、9 min）后全部被杀灭，从而证明待灭物品中的微生物死亡以判断灭菌效果合格。监测时，将生物指示剂管放在标准包中心，再将标准包放置在灭菌器最难灭菌的部位（排气口上方）；或放入灭菌器最底层，以判断蒸汽穿透容器并达到最低处。按照规定的灭菌温度和时间进行灭菌，灭菌结束后即刻将生物指示剂管取出，盖朝上垂直握于手中，用镊子夹碎管内培养基安瓿（内含溴甲酚紫葡萄糖蛋白胨水），让培养液流出，浸没菌片，充分振摇。置 56 ℃培养 48 h（同时放 1 支未经灭菌程序处理的生物指示剂管作为阳性对照），观察培养基颜色变化，以判断灭菌效果。通常情况下，生物指示物培养基颜色仍为紫色，表示无菌生长，判定为灭菌合格；如生物指示物的培养基颜色变为黄色，则为阳性，即表示有细菌生长，判定为灭菌不合格。每12 个月对压力蒸汽灭菌器至少进行一次生物监测。

（3）B-D检测:采用预真空(包括脉动式、喷射式)专用的压力蒸汽灭菌器进行 B-D检测,以验证灭菌设备是否正常。空载时,将 B-D 测试包水平放于灭菌器内底层,靠近柜门与排气口底前方,134 ℃作用 3.5～4 min 或 126 ℃作用 12 min。取出 B-D 测试包,测试图由黄色变为均匀的黑色为合格。如测试图中间位置部分没有完全变为黑色则为不合格。B-D检测至少每 3 个月进行一次。

（五）定期检定

压力蒸汽灭菌设备验证仪可检测并记录灭菌过程中的温度、压力和时间数据。压力灭菌器每 12 个月至少一次检定、校准或验证,包括压力表、温度表、温度和压力传感器。

第四节　生物安全二级(BSL-2)实验室工作流程

所有实验人员必须经过个体防护的培训,考核合格、熟悉所从事的工作风险和实验室特殊要求后方可进入实验室工作。

一、进入实验室路线

进入实验室路线见图 1-1-8。

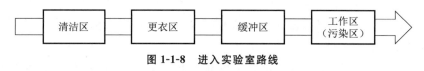

图 1-1-8　进入实验室路线

二、退出实验室路线

退出实验室路线见图 1-1-9。

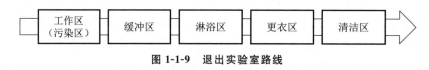

图 1-1-9　退出实验室路线

三、物品进出路线

物品进出路线见图 1-1-10。

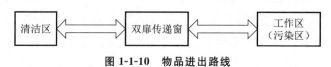

图 1-1-10　物品进出路线

四、进入实验室的流程

进入实验室的流程见图 1-1-11。

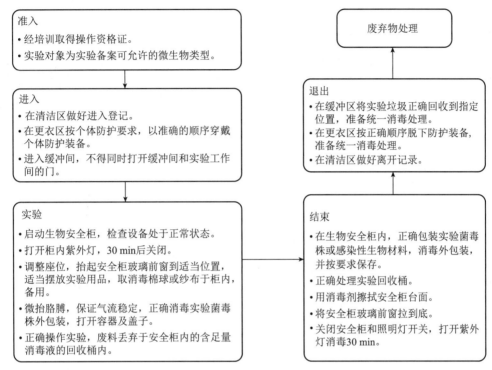

图 1-1-11　进入实验室的流程

五、个体防护装备穿戴程序

个体防护装备穿戴程序见图 1-1-12。

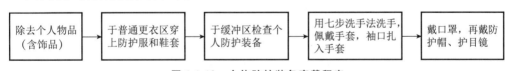

图 1-1-12　个体防护装备穿戴程序

六、个体防护装备脱卸程序

个体防护装备穿戴程序见图 1-1-13。重复使用的个体防护装备，可完全没入 0.5% 含氯消毒剂中浸泡，时间不少于 30 min。如果外表粘附有污物，应尽量擦拭干净后用 0.5% 含氯消毒溶液刷洗干净，再按上述方法浸泡。消毒后晾干可重复使用。如果个体防护装备在操作期间破损、脱落、撕裂或被移除，应立即停止当前活动，在指定区域脱除个体防护装备，并对暴露的皮肤及表面进行清洗或消毒。此外，请立即报告负责人以确定是否需要采取相应措施。

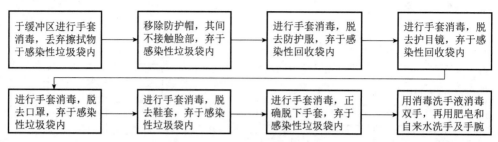

图 1-1-13　个体防护装备脱卸程序

第二章

生物安全三级实验室

第一节　生物安全三级(BSL-3)实验室设计原则与基本要求

生物安全三级(BSL-3)实验室适用于操作能够引起人类或动物严重疾病,能在人之间、动物之间、人与动物之间直接或间接传染的病原体,主要为危害程度第二类(个别第一类)的病原体。国家对 BSL-3 实验室的建设、审验、开展实验活动等方面都有严格的管理程序。BSL-3 实验室的设计,依据《实验室　生物安全通用要求》(GB 19489—2008)、《生物安全实验室建筑技术规范》(GB 50346—2011)、《实验室生物安全认可规则》(CNAS—RL05)、《病原微生物实验室生物安全管理条例》等的规定,应在建筑物内自成隔离区或为独立建筑物,选址必须通过国家生态环境部的实验室环境影响评价。

BSL-3 实验室因操作病原体活动的危险性,其设施设备除满足 BSL-1 和 BSL-2 实验室要求外,还需具有严格的一级防护屏障与二级防护屏障,保护工作人员与外部环境的安全。实验室一级防护屏障是指操作者与操作对象之间的隔离,用于保护工作人员的安全,包括生物安全柜、隔离器/手套箱、离心机保护罩等设备;二级防护屏障指生物安全实验室与外部环境的隔离,包括实验室平面布局、围护结构、出入控制、废弃物管理、负压环境与特殊通风系统等设施结构,控制实验室内外病原体的流通,保障实验室内环境清洁度,减少实验室危险病原体可能的外环境泄漏。BSL-3 实验室在满足 BSL-2 实验室设施要求的基础上,还应具备不循环的通风空调系统、非手动洗手装置、污物处理、消毒系统,以及监视与报警系统等。

一、BSL-3 实验室布局及围护结构

在平面布局上,BSL-3 实验室应在建筑物中自成隔离区或为独立建筑物,应有出入控制(图 1-2-1)。实验室应明确区分辅助工作区和防护区,防护区中直接从事高风险操作的工作间为核心工作间,人员应通过缓冲间进入核心工作间。对于操作通常认为非经空气传播致病性生物因子的实验室(a 类生物安全实验室),实验室辅助工作区应至少

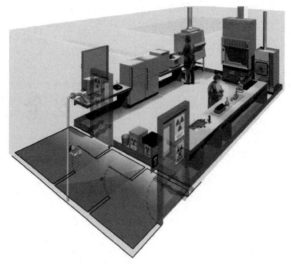

图 1-2-1   BSL-3 实验室平面图

(图片来源:世界卫生组织 WHO 实验室生物安全手册:第三版[A].2004.)

包括监控室和清洁衣物更换间;防护区应至少包括缓冲间及核心工作间。对于可有效利用安全隔离装置(如生物安全柜)操作常规量经空气传播致病性生物因子的实验室(b1 类生物安全实验室),实验室辅助工作区应至少包括监控室、清洁衣物更换间和淋浴间;防护区应至少包括防护服更换间、缓冲间及核心工作间。实验室核心工作间不宜直接与其他公共区域相邻,可根据需要安装传递窗。如果安装传递窗,其结构承压力及密闭性应符合所在区域的要求,以保证围护结构的完整性,并应具备对传递窗内物品表面进行消毒的条件。应充分考虑生物安全柜、双扉压力蒸汽灭菌器等大设备进出实验室的需要,实验室应设有尺寸足够的设备门。

在围护结构上,BSL-3 实验室宜按甲类建筑设防,耐火等级应符合相关标准要求。实验室防护区内围护结构的内表面应光滑、耐腐蚀、不开裂、防水,所有缝隙和贯穿处的接缝都应可靠密封,应易于清洁和消毒。实验室防护区内的地面应防渗漏、完整、光洁、防滑、耐腐蚀、不起尘。实验室内所有的门应可自动关闭,需要时,应设观察窗;门的开启方向不应妨碍逃生。实验室内所有窗户应为密闭窗,玻璃应耐撞击、防破碎。实验室及设备间的高度应满足设备的安装要求,应有维修和清洁空间。实验室防护区的顶棚上不得设置检修口等。在通风系统正常运行状态下,采用烟雾测试法检查实验室防护区内围护结构的严密性时,所有缝隙应无可见泄漏。

二、BSL-3 实验室送排风系统

BSL-3 实验室应安装独立的实验室送排风系统,确保在实验室运行时气流由低风险区向高风险区流动,同时确保实验室空气只能通过 HEPA 过滤器过滤后经专用的排风管道排出。实验室防护区房间内送风口和排风口的布置应符合定向气流的原则,利于减少房间内的涡流和气流死角;送排风应不影响其他设备(如 Ⅱ 级生物安全柜)的正常

功能。实验室内不得循环使用实验室防护区排出的空气。

核心工作区气压应与生物安全柜等装置内气压保持安全合理压差。实验室内应保持定向气流并确保各区之间气压差均匀,应按产品的设计要求安装生物安全柜及其排风管道,可以将生物安全柜排出的空气排入实验室的排风管道。实验室的送风应经过HEPA 过滤器过滤,宜同时安装初效和中效过滤器。

实验室的外部排风口应设置在主导风的下风向(相对于送风口),与送风口的直线距离应大于 12 m,应至少高出本实验室所在建筑的顶部 2 m,应有防风、防雨、防鼠、防虫设计,但不应影响气体向上空排放。HEPA 过滤器的安装位置应尽可能靠近送风管道在实验室内的送风口端和排风管道在实验室内的排风口端,可以在原位对排风 HEPA过滤器进行消毒灭菌和检漏,如在实验室防护区外使用高效过滤器单元,结构应牢靠,能承受 2 500 Pa 的压力。

实验室应在防护区送风和排风管道的关键节点安装生物型密闭阀。生物型密闭阀与实验室防护区相通的送风管道和排风管道应牢固、易消毒灭菌、耐腐蚀、抗老化,宜使用不锈钢管道,管道的密封性应达到要求。不应在实验室防护区内安装分体空调。

三、BSL-3 实验室污物处理和消毒系统

BSL-3 实验室的淋浴间或缓冲间的地面液体收集系统应有防液体回流的装置。实验室防护区内如果有下水系统,应与建筑物的下水系统完全隔离;下水应直接通向本实验室专用的消毒灭菌系统。所有下水管道应有足够的倾斜度和排量,确保管道内不存水;管道的关键节点应按需要安装防回流装置、存水弯(深度应适用于空气压差的变化)或密闭阀门等;下水系统应符合相应的耐压、耐热、耐化学腐蚀的要求,安装牢固,无泄漏,便于维护、清洁和检查。

实验室应使用可靠的方式处置污水(包括污物),并应对消毒灭菌效果进行监测,以确保达到排放要求。应在风险评估的基础上,适当处理实验室辅助区的污水,并应监测以确保排放到市政管网之前达到排放要求。可以在实验室内安装紫外线消毒灯或其他消毒灭菌装置。应具备对实验室防护区及与其直接相通的管道、实验室设备、安全隔离装置(包括与其直接相通的管道)进行消毒灭菌的条件。应在实验室防护区内的关键部位配备便携的局部消毒灭菌装置(如消毒喷雾器等),并备有足够的适用的消毒灭菌剂。

四、BSL-3 实验室自控、监视与报警系统

进入 BSL-3 实验室的门应有门禁系统,应保证只有获得授权的人员才能进入实验室。需要时,应可立即解除实验室门的互锁;应在互锁门的附近设置紧急手动解除互锁开关。核心工作间的缓冲间的入口处应有指示核心工作间工作状态的装置;必要时,应同时设置限制进入核心工作间的联锁机制。启动实验室通风系统时,应先启动实验室排风,后启动实验室送风;关停时,应先关闭生物安全柜等安全隔离装置和排风支管密闭阀,再关实验室送风及密闭阀,后关实验室排风及密闭阀。排风系统出现故障,应有机

制避免实验室出现正压和影响定向气流。送风系统出现故障,应有机制避免实验室内的负压影响实验室人员的安全、影响生物安全柜等安全隔离装置的正常功能和围护结构的完整性。

BSL-3 实验室应通过对可能造成实验室压力波动的设备和装置实行联锁控制等措施,确保生物安全柜、负压排风柜等局部排风设备与实验室送排风系统之间的压力关系和稳定性,并应在启动、运行和关停过程中保持有序的压力梯度。应设装置连续监测送排风系统 HEPA 过滤器的阻力;需要时应及时更换 HEPA 过滤器。应在有负压控制要求的房间入口的显著位置,安装显示房间负压状况的压力显示装置和控制区间提示。

中央控制系统应可实时监控、记录和存储实验室防护区内有控制要求的参数、关键设施设备的运行状态,应能监控、记录和存储故障的表现、发生时间和持续时间,并可以随时查看历史记录。中央控制系统的信号采集间隔时间应不超过 1 min,各参数应易于区分和识别。中央控制系统能对所有故障和控制指标进行报警,报警应区分一般报警和紧急报警。紧急报警应为声光同时报警,应可以向实验室内外人员同时发出紧急警报;应在实验室核心工作间内设置紧急报警按钮。在实验室的关键部位设置监视器,需要时可实时监视并录制实验室活动情况和实验室周围情况。监视设备应有足够的分辨率,影像存储介质应有足够的数据存储容量。

第二节　生物安全三级(BSL-3)实验室的管理

建立健全的 BSL-3 实验室管理体系是保障实验室生物安全的必备条件。根据《病原微生物实验室生物安全管理条例》,BSL-3 实验室的设立单位及其主管部门负责实验室日常活动的管理,承担建立健全安全管理制度,检查、维护实验室设施设备,控制实验室感染的职责。

一、管理组织体系

(一)生物安全专家委员会

国务院卫生主管部门和兽医主管部门会同国务院有关部门组织病原学、免疫学、检验医学、流行病学、预防兽医学、环境保护和实验室管理等方面的专家,组成国家病原微生物实验室生物安全专家委员会。该委员会承担从事高致病性病原微生物相关实验活动的实验室的设立与运行的生物安全评估和技术咨询、论证工作。

省、自治区、直辖市人民政府卫生主管部门和兽医主管部门会同同级人民政府有关部门组织病原学、免疫学、检验医学、流行病学、预防兽医学、环境保护和实验室管理等方面的专家,组成本地区病原微生物实验室生物安全专家委员会。该委员会承担本地区实验室设立和运行的技术咨询工作。

（二）实验室负责人

BSL-3 实验室的设立单位负责实验室的生物安全管理。实验室的设立单位应当依照本条例的规定制定科学、严格的管理制度，并定期对有关生物安全规定的落实情况进行检查，定期对实验室设施、设备、材料等进行检查、维护和更新，以确保其符合国家标准。实验室的设立单位及其主管部门应当加强对实验室日常活动的管理。实验室负责人为实验室生物安全的第一责任人。实验室从事实验活动应当严格遵守有关国家标准和实验室技术规范、操作规程。实验室负责人应当指定专人监督检查实验室技术规范和操作规程的落实情况。

（三）实验室感染控制机构/人员

BSL-3 实验室的设立单位应当指定专门的机构或者人员承担实验室感染控制工作，定期检查实验室的生物安全防护、病原微生物菌（毒）种和样本的保存与使用、安全操作、实验室排放的废水和废气以及其他废物处置等规章制度的实施情况。

负责 BSL-3 实验室感染控制工作的机构或者人员应当具有与该实验室中的病原微生物有关的传染病防治知识，并定期调查、了解实验室工作人员的健康状况。

二、管理制度体系

（一）规章制度建立

BSL-3 实验室应根据本单位实际情况，组织具有丰富实际工作经验的技术和管理人员，编制切实可行的规章制度，包括人员管理、准入制度、安全检查制度、意外事故和职业疾病报告制度、危险标识制度、感染性物质管理制度、记录制度等。管理制度应涵盖生物安全的一切要素，达到"实验室所有与安全有关的活动都有据可依，所有过程均有记录可查"，确保生物安全管理全面到位，并根据使用过程中发现的缺陷、盲点、新要求等不断完善规章制度。如 BSL-3 实验室因涉及高致病性病原微生物相关实验活动，应当建立健全安全保卫制度，采取安全保卫措施，严防高致病性病原微生物被盗、被抢、丢失、泄漏，保障实验室安全。

（二）管理操作规范

BSL-3 实验室从事实验活动应当严格遵守有关国家标准和实验室技术规范、操作规程。实验室负责人应当指定专人监督检查实验室技术规范和操作规程的落实情况。实验室的管理规范应包括个人物品、内务行为、微生物操作安全行为、病原微生物菌（毒）种和样本运送、废弃物处理、化学品安全、放射安全等方面。实验室或者实验室的设立单位应当每年定期对工作人员进行培训并组织考核，保证其掌握实验室技术规范、操作规程、生物安全防护知识和实际操作技能。工作人员经考核合格的，方可上岗。

（三）标准操作程序（standard operation procedure, SOP）

BSL-3 实验室应根据实验对象、生物危害程度、研究内容、设施特点、设备等情况制定相应的标准操作程序,对涉及的任何危险以及如何在风险最小的情况下开展工作进行详细的作业指导。实验室负责人应每年对这些程序进行评审和更新。

第三节 生物安全三级(BSL-3)实验室相关设备

BSL-3实验室内必须配备用于消毒灭菌的高压灭菌器、符合安全和工作要求的Ⅱ级或Ⅲ级生物安全柜。工作人员操作高速离心机或其他可能产生气溶胶的设备时,应将其置于负压罩或其他排风装置通风橱、排气罩等之中,将其可能产生的气溶胶经高效过滤后排出。应在实验室入口处的显著位置设置带报警功能的室内压力显示装置,显示各个区域的负压状况。当负压值偏离控制区间时应通过声、光等手段向实验室内外的工作人员发出警报,还应设置高效过滤器气流阻力的显示装置。实验室应有备用电源以确保实验室工作期间有不间断的电力供应。实验室应设有非手动开关的洗手装置。

一、高压灭菌器

BSL-3实验室内应设置高压蒸汽灭菌器或其他消毒装置,处理废弃物前,应在实验室内先进行高压灭菌以清除污染。BSL-3实验室的高压蒸汽灭菌器安装在分隔两个房间的墙壁开口中,设备主体与实验室墙壁连接处需要密封,设计为双门,门为联锁装置,不允许两个门同时打开。物品"通过"蒸汽灭菌器从受污染房间被运送到洁净房间。

二、生物安全柜

BSL-3实验室内需配备符合安全和工作要求的Ⅱ级或Ⅲ级生物安全柜,相关信息参见第一部分第一章第三节中"生物安全柜"相关介绍。

三、离心机

BSL-3实验室离心机在使用时需确保其能保障生物安全的要求,操作具有感染性物质时需要考虑另外配置防护用附件(如安全离心桶或防护转子),有些离心机可能需要在局部另外安装带有HEPA过滤器的排风系统以达到有效的防护效果。

工作人员应按照操作手册来操作离心机。离心机放置的高度应当使所有身高工作人员都能够看到离心机内部,以正确放置十字轴和离心桶。离心管和盛放离心标本的容器应当由厚壁玻璃制成,或最好为塑料制品,在使用前应检查其是否破损。用于离心的试管和标本容器应当始终牢固盖紧(最好使用螺旋盖)。离心桶的装载、平衡、密封和打开必须在生物安全柜内进行。离心桶和十字轴应按质量配对,并在装载离心管后正确平衡。空离心桶应当用蒸馏水或乙醇(或70%异丙醇)来平衡,不能使用对金属具有腐蚀作用的盐溶液或次氯酸盐溶液。离心时不能将离心管装得过满,否则会导致漏液。

工作人员应每天检查离心机内转子部位的腔壁是否被污染或弄脏。如污染明显,应重新评估离心操作规范。应当每天检查离心转子和离心桶是否有腐蚀或细微裂痕。每次使用后,要清除离心桶、转子和离心机腔壁的污染。使用后应当将离心桶倒置存放使平衡液流干。

第四节 生物安全三级(BSL-3)实验室个体防护

工作人员进入 BSL-3 实验室,必须做好自身防护,穿两层防护服,戴两层手套,使用生物安全专用防护口罩,必要时佩戴眼罩、呼吸保护装置等,通过有效的个人防护,避免与病原微生物发生直接接触。实验室必须配备有效的消毒剂、眼部清洗剂和应急药品,用于样品等意外溅出时的紧急处理。实验结束后,工作人员应在半污染区或缓冲区进行个体防护装备的安全脱卸,脱卸时应尽可能使清洁部位包裹污染部位,脱卸下来的一次性的个体防护用品应放入医疗垃圾袋,经高压蒸汽灭菌后,按照医疗废物统一处理。

一、眼部防护

BSL-3 实验室的眼部防护装备包括安全眼镜、紧急洗眼装置、淋浴和应急消毒喷淋装置。工作人员在实验操作中应根据需要佩戴安全眼镜(如防护镜和护目镜)。紧急洗眼装置应安装在室内明显易取的位置,保持水流的通畅,便于紧急时使用。BSL-3 实验室应在辅助工作区设置淋浴装置。工作人员应掌握紧急洗眼装置、应急消毒喷淋装置的操作方法。

二、头面部防护

BSL-3 实验室的头面部防护装备包括口罩、防护面罩、防护帽。工作人员应佩戴生物安全专用防护口罩,不可使用医用外科口罩,佩戴口罩后必须进行气密性检查。如进行容易产生高危害气溶胶的操作时,应佩戴防护面罩。工作人员佩戴防护帽时应收起并掩盖全部头发,以避免危害物质喷溅至头发带来污染。

三、呼吸防护

工作人员如需在 BSL-3 实验室清理感染性物质或进行含有感染性气溶胶的高危操作时,应做好呼吸防护,如佩戴个人呼吸器或正压面罩。防护面具使用完毕后必须进行消毒,不可带出实验室。

四、手部防护

BSL-3 实验室的手部防护装备主要是手套,工作人员需要佩戴双层手套。对工作人员应进行手套选择、检查、佩戴、使用、摘除及处理等的培训。使用前需要检查手套是否完整不漏气,使用时手套应完全遮住手及腕部,必要时还须覆盖实验服衣袖。如果外层手套被污染,应立即用消毒剂喷洒手套,并将其脱下丢弃在高压灭菌袋中,更换上新手套后才可继续实验。工作人员在脱去手套之后和离开实验室之前都应洗手,用以减少有害物质的污染,做好手部防护。

五、躯体防护

BSL-3 实验室的躯体防护装备主要是防护服,工作人员需穿两层防护服。工作人员应穿着防护服直至实验操作完成,离开实验区域之前才能脱去防护服,将其进行消毒灭菌后丢弃。清洁的防护服应有专用存放处,间隔适当的时间及时更换以确保清洁。被污染的防护服脱下后放置在有标志的防漏消毒袋中进行消毒处理。

六、足部防护

BSL-3 实验室的足部防护装备主要是鞋套和靴套,其可用以保护工作人员的足部避免受到生物危害物质、物理因素、化学因素等的损伤。工作人员应穿戴鞋套或靴套,禁止穿着凉鞋、拖鞋、露趾以及机织物鞋面的鞋。

七、听力防护

BSL-3 实验室的听力防护装备主要包括预塞式防噪声耳罩和一次性防噪声耳塞。当噪声达 75 dB 时或在 8 h 内噪声大于平均值水平时,如进行超声粉碎器处理细胞时,应佩戴听力防护装备以保护听力。听力防护装备不得带离实验室。

第五节　生物安全三级(BSL-3)实验室消毒与灭菌

BSL-3 实验室的消毒与灭菌操作是保障工作人员安全、环境安全、废弃物安全、样品安全等的重要措施,贯穿整个实验操作过程,直至实验结束。工作人员在操作前应进行岗前培训,了解并掌握消毒灭菌处理的操作规范和相应措施。实验室中的消毒对象比较复杂,包括特殊仪器、玻璃器皿、生物安全柜、感染性废弃物以及人员防护装备等,工作人员应根据不同的操作对象选择相应的消毒方法。在实验中,一旦发现微生物污染,应立即停止实验,进行及时、彻底、有效的消毒处理,并开展人员洗消与环境消毒,将实验室生物感染危害降低至最小限度。BSL-3 实验室比较常用的消毒方法有高压蒸汽灭菌、紫外线消毒法、甲醛或汽化过氧化氢熏蒸,以及使用含氯、含碘类或含醇类消毒剂等。

一、环境及物品消毒灭菌

实验环境与物品的消毒,包括地面、实验台面、椅子、柜子、门把手、实验记录夹等,通常可采用有效氯含量为 1 g/L(0.1%)的含氯消毒剂或其他适合的消毒剂进行喷洒、擦拭,消毒作用时间应为 30 min 以上。当处理高危环境时,可使用有效氯含量为 5 g/L(0.5%)的含氯消毒剂。特殊物品如鸡胚表面可使用含碘类或含醇类消毒剂擦拭消毒。贵重仪器如显微镜、离心机等的表面,经评估后怀疑轻度污染的,可采用含醇类消毒剂进行擦拭。当出现严重污染时,可以通过甲醛或汽化过氧化氢熏蒸来清除房间和仪器设备的污染,熏蒸后可采用气态的碳酸氢钠来中和甲醛的酸性以减轻其毒性。与甲醛熏蒸相比,使用汽化过氧化氢更安全,不致癌,且对环境友好,因此近年来越来越多的高等级生物安全实验室采用汽化过氧化氢熏蒸对实验室空间和大型设备进行消毒灭菌。

二、实验污染消毒灭菌

实验操作中一旦出现污染,如感染性物质溢洒,应立即停止实验进行消毒操作。先采用纸巾进行吸附后,再喷洒含氯消毒剂作用 30 min,后按医疗废弃物处置。当发生感染性物质溢洒或泄漏的重大事件后,除进行应急处置,同时还应及时上报有关部门。如离心机内部出现感染性物质溢洒,应先安全转移可疑标本,按医疗废弃物处置,再拆除离心机的吊篮、十字轴或转子,可选用 1 g/L(0.1%)的含氯消毒剂进行浸泡消毒,作用时间 30 min。特殊的离心机应严格按产品生产厂家提供的生物安全事故处置流程执行。如水浴器和盛水盘发生污染,应先排干污水再配制适合的消毒剂溶液进行浸泡消毒,或采用消毒湿巾反复擦拭。对怀疑有污染的冰箱消毒,应先转移受污染的内部存放物,再对可能被污染的外表面逐一进行清洁与消毒擦拭,如冰箱有明显的结冰现象,应待其自然解冻后再处理,不得强行铲冰,解冻产生的液体应按感染性废物处置。

三、生物安全柜消毒灭菌

生物安全柜是 BSL-3 实验室常用的操作设备。每次使用生物安全柜前,应喷洒消毒剂(如含氯消毒剂或浓度 75% 乙醇),对工作台面和内壁进行擦拭消毒。在每天实验结束后,应擦拭生物安全柜的工作台面、四周以及玻璃的内外侧等部位来清除表面的污染,最后开启紫外线灯照射 30 min。生物安全柜在使用中如发生气溶胶污染,可采用甲醛或汽化过氧化氢熏蒸进行消毒,以清除生物安全柜内部管道、高效过滤器等部位的污染,消毒后将高效过滤器卸载,按医疗废弃物处置,不得重复使用。

四、实验废弃物消毒灭菌

BSL-3 实验室在实验过程中所产生的所有废弃物都应视为感染性废弃物,需要经过高压灭菌或化学消毒后方可带出实验区域,再按感染性废弃物处置。如需化学消毒时,应尽量避免采用氧化性和刺激性强的消毒剂,液体废弃物还应考虑液体对消毒剂的稀释作用。

五、实验人员消毒灭菌

所有进出 BSL-3 实验室的工作人员都应严格执行实验室个体防护要求。实验结束脱卸个体防护装备完毕后，应采取肥皂洗手，后用纸巾擦手，严禁使用毛巾擦手。如触摸无明显污染的环境表面与物品，可采用浓度 75％乙醇消毒。如发生严重的或较大面积人体感染性物质的暴露，除需及时处置暴露部位外，实验人员或其他接触到危险暴露的人员可使用含抗菌剂的沐浴露进行全身彻底沐浴。

第六节　生物安全三级(BSL-3)实验室样品的管理

BSL-3 实验室的实验操作会涉及具有感染性、致病性的生物样品，保证实验人员和周围环境安全是开展实验活动的重要前提。实验室应加强实验室样品管理，规范生物安全操作，提高实验人员的生物安全责任和道德意识，在保证操作者本身安全的前提下，也要保证病原体不会泄漏或逃逸出实验室而造成环境危害。

一、样品的接收

BSL-3 实验室的样本接收是实验开始前的一项重要工作，实验室应制定完整的样本接收程序。运输高致病性病原微生物的菌毒种或样本的容器需要包装三层，外层必须符合《危险物品航空安全运输细则》，防水、防破损、防外泄、耐高温、耐高压，并在醒目位置印有生物安全标识；内层包装指盛放样品的离心管等，内层包装和中间层包装之间一般填充足量的纱布，避免内层包装破损后样本发生渗漏而产生大量的气溶胶。样本中间层包装的开启应该在生物安全柜等隔离设施中进行，以防止内层包装破损、内层样品变质而产生正压或采样时消毒不彻底等意外情况下产生的危险性气溶胶。样品接收人员应了解样品的潜在危害，并经过标准防护培训，必须在生物安全柜内方可打开，同时应准备好消毒剂。

二、样品的操作

实验人员在 BSL-3 实验室进行样品操作前，必须经过严格的培训，操作时应做好防护，按照规范的标准化操作程序进行实验，避免喷溅和气溶胶产生，并提前准备好消毒剂。尤其在操作玻璃容器(如安剖瓶)时，需要注意避免玻璃容器的破损。

三、样品的实验室间传递

样本在 BSL-3 实验室间的传递需要经过传递窗或渡槽等防护设备。控制样品在传递中的风险，实验室需要定期做好这类防护设备的巡查维护和有效性测试，同时加强对实验人员的培训,使其充分了解样本和菌毒种在传递过程中的风险点和相关设施设备的操作注意事项。

四、样品的保存

BSL-3 实验室的样本保存是实验室日常安全管理中的一个关键风险点,除了要防止失窃或故意破坏以外,还应避免标识不清楚导致误用,断电等紧急情况导致保存设备异常,容器质量不符合要求导致炸裂和溢洒事故等。实验室临时样本、无价值样本等不需保存时,在送出实验室前必须经过有效的高压灭菌处理后方可作为废物处理。

第七节 生物安全三级(BSL-3)实验室灾害 与意外事故的应急处理

BSL-3 实验室在进行微生物科学研究的同时,需要最大限度地保证工作人员、周边环境的安全。如果实验室发生自然灾害(如地震、水灾、火灾),可能出现设施的故障,有可能导致实验室中保存菌(毒)种的容器发生破裂、损坏,从而可能引起有感染性、致病性的菌(毒)种的播散,进而对实验室工作人员以及周边环境造成污染。生物安全实验室还可能发生由于实验室气流方向改变、生物安全柜正压、电力故障等设备障碍,或者工作人员技术操作失误等导致的微生物污染,或者因意外或人为因素导致的高致病性病原微生物泄漏,这些都可能给实验人员和周围环境造成生物安全威胁。针对 BSL-3 实验室可能出现的灾害以及意外事故,实验室应结合自身的实际情况,制定应急处理预案,并通过培训、演练,使所有人员熟悉应对灾害和意外事故的处理方法和要求,做到有效预防、及时控制实验室灾害及意外事故所造成的危害。

一、自然灾害

(一)地震

如发生地震,应设立适当范围的封锁区,应该由专业人员对实验室进行消毒清理。如果菌(毒)种的容器没有被破坏,可安全转移到其他安全的实验室存放。如果菌(毒)种容器已被破坏或外溢,应立即用切实可靠的方法进行彻底消毒灭菌。

(二)水灾

发生水灾报警时应停止工作。转移菌(毒)种和相关材料,对实验室进行彻底消毒,对仪器设备消毒转移并做有关防水处理。水灾过后应对实验室进行消毒、清理、维修和试运转,待安全参数检测验证合格后方可重新启用。

(三)火灾

发生火灾时,首先要考虑工作人员安全撤离;其次是工作人员在判断火势不会迅速蔓延时,应力所能及地扑灭或控制火情,消防人员不得进入实验室,保藏病原微生物的部位(例如保藏病原菌的超低温冰箱、样本转移箱、样本冻存管等)不得用水灭火。

二、设施设备故障

(一)实验室正压

BSL-3 实验室出现正压后,会导致实验气流方向的改变,进而发生感染性微生物污染,对实验人员危害较大,同时可能对周边环境造成危害。工作人员应立即停止工作,关闭电源,启动备用排风机,在加强人员防护后对实验室进行消毒灭菌,之后工作人员应迅速撤离实验室,进入缓冲区,经过消毒、沐浴、换衣换鞋、洗手、喷雾消毒后才能离开。最后封锁实验室入口,并标明实验室已污染,防止他人误入。

(二)生物安全柜正压

BSL-3 实验室生物安全柜正压,会导致感染性微生物污染,对工作人员危害较大。发生这种情况时应立即关闭生物安全柜电源,停止工作,缓慢撤出。工作工员应注意双手离开操作位置,避开从生物安全柜出来的气流,在保持房间负压和加强个人防护的条件下进行消毒处理,之后迅速撤离实验室。

(三)电力故障

BSL-3 实验室应配备双路电源或自备发电机。发生电力故障进行电源转换期间,工作人员应保护好呼吸道,如时间较短,应屏住呼吸,待电力恢复正常;如时间较长,应该加强个人防护,如佩戴专用的头盔。

三、人员操作失误

(一)感染性物质溢洒

工作人员在 BSL-3 实验室进行操作时,如发生感染性物质溢洒,导致污染生物安全柜、台面、地面、防护服等,应立即停止实验,用适当的消毒剂对污染的部位进行消毒,作用适当时间后将污染物质按照生物废弃物处理,对生物安全柜使用紫外线灭菌,需要时应对污染的环境和空气进行消毒处理。如果皮肤黏膜被致病性病原微生物菌(毒)液污染,应立即停止工作,撤到缓冲区,用消毒液进行消毒,然后用清水或生理盐水冲洗 15~20 min。之后立即撤离,视情况进行隔离观察。其间根据条件进行适当的预防治疗。

(二)皮肤刺伤

在实验过程中,工作人员若发生皮肤刺伤应立即停止工作,对刺伤部位进行消毒,如果手部损伤应脱去手套(避免再污染)撤离到缓冲区,由另一名工作人员戴上洁净手套按规定程序对伤口进行消毒处理,用水冲洗 15 min 左右(冲洗废水需收集后进行灭菌处理),所使用的材料按实验室废弃物处置。对受伤的工作人员应视情况隔离观察,其间应根据条件进行适当的预防治疗。

(三) 离心管破裂

非封闭离心桶的离心机内盛有潜在感染性物质的离心管如发生破裂,这种情况被视为发生气溶胶暴露事故,应立即加强个人防护(如进行呼吸保护并戴结实的手套),关闭机器电源,密闭离心机至少 30 min,使气溶胶沉积。清理玻璃碎片时应当使用镊子,所有破碎的离心管、玻璃碎片、离心桶、十字轴和转子都应放在无腐蚀性的、已知对相关微生物具有杀灭活性的消毒剂内。未破损的带盖离心管应放在另一个装有消毒剂的容器待回收。离心机内用消毒剂反复擦拭,用水清洁后保持干燥。清理所使用的全部材料都应按感染性废弃物处理。

若可封闭的离心桶(安全杯)内离心管发生破裂,应在生物安全柜内装卸密封的离心桶。如果怀疑安全杯内发生破损,应该松开安全杯盖子并将离心桶高压灭菌。还可以采用化学方法消毒安全杯。

四、高致病性病原微生物泄漏

BSL-3 实验室如因意外或人为因素等导致高致病性病原微生物泄漏时,实验室工作人员应当立即采取控制措施,防止高致病性病原微生物扩散,并同时向负责实验室感染控制工作的机构或者人员报告。负责实验室感染控制工作的机构或者人员接到报告后,应当立即启动实验室感染应急处置预案,并组织人员对该实验室生物安全状况等情况进行调查;确认发生实验室感染或者高致病性病原微生物泄漏的,应当依照条例规定进行报告,同时采取控制措施,对有关人员进行医学观察或者隔离治疗,之后封闭实验室,防止扩散。

卫生主管部门接到关于 BSL-3 实验室发生工作人员感染事故或者病原微生物泄漏事件的报告,或者发现实验室从事病原微生物相关实验活动造成实验室感染事故的,应当立即组织疾病预防控制机构、动物防疫监督机构和医疗机构以及其他有关机构依法采取下列预防、控制措施:

(1) 封闭被病原微生物污染的实验室或者可能造成病原微生物扩散的场所。

(2) 开展流行病学调查。

(3) 对病人进行隔离治疗,对相关人员进行医学检查。

(4) 对密切接触者进行医学观察。

(5) 进行现场消毒。

(6) 其他需要采取的预防、控制措施。

第八节　生物安全三级(BSL-3)实验室废物处理

根据《医疗废物分类目录(2021 年版)》,将医疗废物分为感染性废物、病理性废物、损伤性废物、药物性废物和化学性废物这五类。在 BSL-3 实验室,工作人员从事高致病性病原微生物的相关实验,不可避免会产生许多感染性废物。感染性废物的处理,是控制 BSL-3 实验室生物安全的关键环节。切实安全地处理感染性废物,必须充分掌握生物安全废物的分类,并严格执行相应的处理程序,从而保证对实验室感染和周围环境影响的控制。对于 BSL-3 实验室的废物,应在实验室防护区内设置生物安全型压力蒸汽灭菌器进行高压灭菌,对实验室防护区内不能用压力蒸汽灭菌的物品应有其他消毒及灭菌措施。

本书主要介绍损伤性废物、固体性废物、液体性废物的处置方式。

一、损伤性废物

BSL-3 实验室的损伤性废物包括针头、不带针头的注射器、刀片、吸管、载玻片、盖玻片、玻璃试管或玻璃瓶等锐器,使用后必须装入专门的利器盒等容器中,不可随意丢弃在任何垃圾袋中。利器盒装满 3/4 体积时或物品不能自由落入时就必须关闭,而且关闭后不可被再次打开。切勿将容器装得过满,禁止使用暴力弯曲或折断锋利的废物使其能装入利器盒。装满的利器盒应进行高压蒸汽灭菌,去除污染后方可交给持有危险废物经营许可证的生物废物处置机构进行集中处理。

二、固体性废物

BSL-3 实验室的固体性废物包括培养皿、培养瓶、培养板、离心管、个体防护用品等。所有感染性废物在使用结束后必须及时进行高压蒸汽灭菌并定期处理,切勿长期堆积。工作人员应将感染性废物收集至高压灭菌袋中,装在密封的硬边有盖的防漏容器内。所有的垃圾袋和容器都必须贴上"生物危害"的标签。固体性废物在进行高压蒸汽灭菌后,方可交给专业的生物废物处置机构进行集中处置。

三、液体性废物

液体性废物包括液体生物有害培养基或标本、含有重组和合成核酸的液体等。液体性废物在丢弃之前,必须采用消毒剂浸泡消毒与高压蒸汽灭菌相结合的处理方式,同时应定期对消毒灭菌效果进行验证。液体性废物应采用硬质、防渗漏、耐高温高压并带盖的容器盛载。容器口密封后方可进行运送,以防出现泼溅。液体体积不要超过容器容积的 2/3,进行高压蒸汽灭菌前要适当松开容器口,避免出现高压蒸汽喷溅污染灭菌器。体积小于 20 mL 的液体性废物可作为固体废物处理。体积大于 20 mL 的液体性废物必须用高压蒸汽灭菌或合适的消毒剂隔离和消毒。经过消毒的液体可以倾倒入下水道系统。可重复使用的容器必须进行清洗和高压蒸汽灭菌才能再次使用。

第三章

生物安全四级实验室

生物安全四级(BSL-4)实验室适用于操作能够使人类或者动植物产生严重疾病的微生物,以及我国尚未发现或者已经宣布消灭的微生物(生物因子)。根据使用生物安全柜的类型和穿着防护服的不同,BSL-4 实验室可分为生物安全柜型(使用Ⅲ级生物安全柜)和正压服型(使用Ⅱ级生物安全柜和具有生命支持供气系统的正压防护服)两类。

BSL-4 实验室的设计和设施,要在 BSL-3 实验室的基础上增加如下几点:

一、基本防护

必须配备由下列之一或几种组合而成的、有效的基本防护系统。

(1)Ⅲ级生物安全柜型实验室在进入有Ⅲ级生物安全柜的房间(安全柜房间)前,要先通过至少有两道门的通道。在该类实验室结构中,由Ⅲ级生物安全柜来提供基本防护。实验室必须配备带有内、外更衣间的个人淋浴室。对于不能从更衣室携带进出安全柜型实验室的材料、物品,应通过双门结构的高压灭菌器或熏蒸室送入。只有在外门安全锁闭后,实验室内的工作人员才可以打开内门取出物品。高压灭菌器或熏蒸室的门采用互锁结构,除非高压灭菌器运行了一个灭菌循环,或已清除熏蒸室的污染,否则外门不能打开。

(2)防护服型实验室。自带呼吸设备的防护服型实验室,在设计和设施上与配备Ⅲ级生物安全柜的四级生物安全水平实验室有明显不同。防护服型实验室的房间布局设计成工作人员可以由更衣室和清洁区直接进入操作感染性物质的区域。必须配备清除防护服污染的淋浴室,以供工作人员离开实验室时使用。还需另外配备有内、外更衣室的独立的个人淋浴室。进入实验室的工作人员需穿着一套正压的、供气经 HEPA 过滤器过滤的连身防护服。防护服的空气必须由双倍用气量的独立气源系统供给,以备紧急情况下使用。工作人员通过装有密封门的气锁室进入防护服型实验室。必须为在防护服型实验室内工作的工作人员安装适当的报警系统,以备发生机械系统或空气供给故障时使用。

二、进入控制

四级生物安全水平的最高防护实验室必须位于独立的建筑内,或是在一个安全可靠的建筑中明确划分出的区域内。工作人员或物品的进出必须经过气锁室或通过系统。工作人员进入时,需更换全部衣服,而离开时,在穿上自己的日常服装前应淋浴。

三、通风系统控制

设施内应保持负压。供风和排风均需经 HEPA 过滤器过滤。Ⅲ级安全柜型实验室和防护服型实验室的通风系统有显著差异。

(1)Ⅲ级安全柜型实验室通入Ⅲ级生物安全柜的气体可以来自室内,并经过安装在生物安全柜上的 HEPA 过滤器,或者由供风系统直接提供。从Ⅲ级生物安全柜内排出的气体在排到室外前需经两个 HEPA 过滤器过滤。工作中,安全柜内相对于周围环境应始终保持负压。安全柜型实验室应安装专用的直排式通风系统。

(2)防护服型实验室需要配备专用的房间供风和排风系统。通风系统中的供风和排风部分相互平衡,以在实验室内产生由最小危险区流向最大潜在危险区的定向气流。应配备更强的排风扇,以确保设施内始终处于负压。必须监测防护服型实验室内部不同区域之间及实验室与毗连区域间的压力差。必须监测通风系统中供风和排风部分的气流,同时安装适宜的控制系统,以防止防护服型实验室压力上升。供风经 HEPA 过滤器过滤后输送至防护服型实验室、用于清除污染的浴室以及用于清除污染的锁室或传递室内。防护服型实验室的排风必须通过两个串联的 HEPA 过滤器过滤后释放至室外,或者在经过两个 HEPA 过滤器过滤后循环使用,但仅限于防护服型实验室内。在任何情况下,BSL-4 实验室所排出的气体均不能循环至其他区域。如果选择在防护服型实验室内循环使用空气,那么在操作中要极度谨慎,必须考虑所进行研究的类型,在防护服型实验室中所使用的仪器、化学品及其他材料,以及研究中所使用动物的种类。所有的 HEPA 过滤器必须每年进行检查、认证。HEPA 过滤器支架的设计使得过滤器在拆除前可以原地清除污染,也可以将过滤器装入密封的、气密的原装容器中以备随后进行灭菌和(或)焚烧处理。

四、污水的净化消毒

所有源自防护服型实验室、用于清除污染的传递间、用于清除污染的浴室或Ⅲ级生物安全柜的污水,在最终排往下水道之前,必须经过净化消毒处理。首选加热消毒(高压蒸汽灭菌)法。污水在排出前,还需将 pH 调至中性。个人淋浴室和卫生间的污水可以不经任何处理直接排到下水道中。必须安装安全防护排水管。

五、废弃物和用过物品的灭菌

实验室内必须配备双门、传递型高压灭菌器。对于不能进行蒸汽灭菌的仪器、物品,应采取其他清除污染的方法。

六、必须配备应急电源和专用供电线路

BSL-4 实验室的操作规范,应采用三级生物安全水平的操作规范,但要特别注意以下几点:①实行双人工作制,任何情况下严禁任何人单独在实验室内工作。这一点在防护服型 BSL-4 实验室中工作时尤其重要。②在进入实验室之前以及离开实验室时,要求更换全部衣服和鞋子。③工作人员要接受人员受伤或疾病状态下紧急撤离程序的培训。④在 BSL-4 实验室中的工作人员与实验室外面的支持人员之间,必须有常规情况和紧急情况下的联系方法。

由于安全柜型或防护服型四级生物安全设施在工程、设计及结构方面的高度复杂性,这里没有给出此类设施的代表性图片。在常见的四层结构中,一层为污水处理与保障设备,二层为核心实验区,三层为排风管道过滤层,四层为空调设备与送排风管道。因为 BSL-4 实验室中工作的高度复杂性,应单独制定详细的工作手册,并在培训中进行检查。此外还应制定应急方案,在制定应急方案的准备过程中,应与国家和地方的卫生主管机构积极协作,同时也要包括消防、公安局、定点收治医院等其他应急服务机构。

中国科学院武汉国家生物安全实验室是我国首个 BSL-4 实验室,是国家发展和改革委员会批复立项的国家重大科技基础设施,位于中国科学院武汉病毒研究所郑店园区的西侧,建筑面积超过 3 000 平方米,由中国科学院和武汉市政府共同建设,于2015 年 1 月31 日竣工,2018 年 1 月 5 日正式投入运行。

（陈小旋　蔡毅君　郭东北　张小芬　陈静威）

第二部分　防护

生物医学防护措施主要包括物理防护、免疫防护、药物防护。本实训指导主要介绍物理防护和免疫防护。

第一章

物理防护

部分微生物病原体尚无有效的疫苗,或者疫苗应答需要有一定免疫应答期,导致免疫防护使用范围受限,而药物防护的预防效果受到宿主影响的因素很多,故物理防护成为三类防护措施中最基本、最普遍的措施。物理预防是指采用物理措施阻止(隔离)病原体及其传播媒介对人体的侵袭。物理防护包括个体物理防护和集体物理防护。个体物理防护装备用来保护呼吸道、面部、眼部、手部和身体其他暴露部位,防止污染的空气、液体通过呼吸道、消化道、皮肤、黏膜感染。常用的个体防护装备包括防护服、防护口罩或面具、防护眼罩、防护手套、防护靴和鞋套等。

一、实训目的

(1) 学会个体防护装备的穿戴和脱摘。
(2) 总结个体物理防护装备的种类。

二、原理

(1) 生物防护口罩:以静电吸附为防护原理的一种能滤除直径 $0.3~\mu m$ 及以上颗粒且过滤效率大于等于 95% 的专用防护口罩。

(2) 生物防护服:以物理隔离为防护原理,防护服具有抗渗透、透气性好、强度高、高耐静水压的特点。

(3) 防护眼罩、防护手套、防护靴、鞋套和防护帽:以物理隔离为防护原理,防护眼罩主要用于防止灰尘粒子、液体或喷溅物对眼部的损伤;选择防护手套时,应参考可能的接触机会,依据手套的特性选用;防护靴和鞋套要对酸碱和腐蚀性物质有一定的抵御性;防护帽一般采用非织造布为主要原料,非无菌提供,一次性使用。

三、试剂与器材

个体生物防护装备箱(Cy3001-1 型)主要适用于突发公共卫生事件传染病疫情现场和患者救治中的病原微生物的个体防护。个体生物防护装备箱主要由 5 套单人份个体防护套装组成,个体生物防护单元包采用鲜艳的绿色为主色调,以方便识别。个体防护单元包可重复使用,便于单元包内失效物品的更新或已使用物品的更新。单个个体防护单元包内包括以下防护用品:

（1）医用一次性防护服。

（2）医用 N95 口罩。

（3）护目镜。

（4）医用乳胶手套。

（5）医用防护口罩。

（6）靴套。

（7）免洗手消毒液。

（8）创可贴。

（9）医用垃圾袋。

（10）签字笔。

（11）便签。

（12）个体生物防护单元包。

四、操作方法

（一）防护服

1. 穿防护服的方法

穿防护服遵循从上到下的原则,可以避免防护装备缺漏。步骤如下:

（1）穿戴一次性医用帽子。先展开折叠部分,避免穿戴时撕裂。

（2）佩戴医用 N95 口罩,检查气密性,整理系带。

（3）穿内层手套。一手扎紧手套口,另一只手上推,若手套鼓起说明完整性好。

（4）检查防护服有效期,展开防护服检查外观完整性。

（5）翻卷防护服上衣,避免袖子和帽子触地。

（6）穿防护服时,应遵循先穿下衣,再穿上衣,然后戴好帽子（注意:防护服帽子需完全遮盖内层的一次性医用帽子）,最后拉上拉锁的顺序。拉链拉到顶后撕去盖布双面胶封膜,遮盖拉链,紧固拉链口。

（7）穿外层手套。防护服袖口拉到手心,再穿手套,可以避免工作过程中袖口滑脱。

（8）穿靴套。

（9）下蹲,通过防护服鼓起简便判断防护服气密性好。

2. 脱防护服的方法

在脱除防护服前,应先检视装备。若目视明显可见脏污,先用消毒液（如浓度 75% 乙醇）进行清除;可通过镜子,或与团队成员互相检视,确认防护服外表目视清洁。注意:不可坐着脱除,否则易造成污染扩散。穿着洗手衣（内）和连身式一次性医用防护服（外）演示脱除防护服见图 2-1-1,一般分为六个步骤。

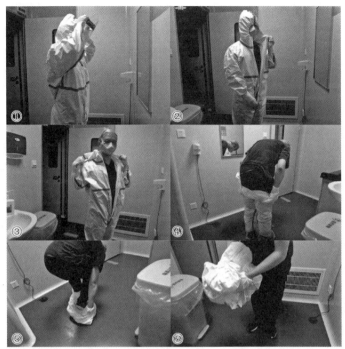

图 2-1-1　医用连身式一次性防护服的脱除步骤演示

（1）脱除面屏或护目镜。头略微前低以便脱除。

（2）打开全段盖布，左手抓住盖布外侧，右手将拉链拉到底。

（3）向上提拉帽子，使帽子脱离头部；然后抓住防护服肩部，外拉；接着手掌外翻，卷起防护服。注意翻卷防护服时不要碰到帽子，容易污染内侧。本步骤中易误触洗手衣，需要多练习。

（4）卷脱防护服。注意不是下拉，而是通过翻卷脱除；左、右手不可松开，不可交叉，否则会导致卷折失败，甚至污染衣服。

（5）脱除靴套。翻卷到靴套位置后，抓住靴套继续翻卷到脚踝处。注意：不可把脚抬起来，只能抬起脚跟；不可下蹲过多，避免洗手衣被污染，只能半蹲；脱第一边时不可使用双手，以避免松脱。本步骤容易松脱，而且身着有些型号的防护服脱除靴套会有些困难，需多练习。

（6）放入医疗废物垃圾桶。保持防护服处于翻卷状态，抓住外层手套内部，将其和防护服一起脱除，再放入医疗废物垃圾桶，进行手部卫生。如图 2-1-1 步骤⑥所示，翻卷的防护服松脱部分没有碰到身体，故为安全操作，但图示并非完美翻卷状态。本步骤需要特别注意，双手与身体保持适当距离，避免内层衣服触碰防护服；没有开始投放动作前，不得打开医疗废物垃圾桶盖；放入垃圾桶后，手即离开，不按压防护服。

另外，步骤（1）摘面屏或护目镜前和后、步骤（2）打开盖布后、步骤（6）脱除防护服后都需要进行手部卫生。因实际条件限制，图 2-1-1 在二脱区后的缓冲间拍摄，仅演示脱防护服步骤。实际上防护服、面屏（护目镜）、外层手套应在一脱区脱除；医用 N95 口罩、医用一次性医用帽子、内层手套在二脱区脱除，每步完成后需进行手部卫生。

"一脱区"在不同地区称法不同,也称"hot zone""污染区"等。"二脱区"也称"warmzone""去污区""缓冲区"。在医院发热门诊,直接接触患者的诊治区及到缓冲间前的廊道区域为"污染区";污染区之后、淋浴间之前,包括一脱区和二脱区在内的区域为"潜在污染区";淋浴间开始为清洁区,无生物危害。在潜在污染区工作需着隔离衣,不着防护服。

(二)护目镜

本防护箱里配备的护目镜具有防高速粒子冲击(撞击)和防液体喷溅、防尘等功效,对经空气传播的病原体有一定的隔绝作用,对放射性尘埃也有一定的隔绝作用,可为突发公共卫生事件应急现场从事疾病控制、卫生监督及临床急救的工作人员接触潜在感染性现场环境,患者的血液、体液、分泌物、排泄物等时提供眼部的阻隔防护。

对存在刺激性、腐蚀性气体,蒸气的环境,应谨慎使用此护目镜,建议选择全面罩。如突发事件现场存在气割等产生的有害光线时,建议使用具有相应功能的防护眼镜。

(1)佩戴方法:戴上护目镜,要注意调整好视野和舒适度。佩戴前应检查有无破损、有无松懈,如有破损要及时更换。

(2)摘脱方法:捏住靠近头部或耳机的一边摘掉,放入回收或医疗废物容器内。

(三)医用 N95 口罩

本防护箱里配备的医用 N95 口罩符合中华人民共和国国家标准《医用防护口罩技术要求》(GB 19083—2010)的要求,可以保护呼吸道免受有害粉尘、气溶胶、微生物及灰尘伤害,能有效阻止血液、体液和飞溅物导致的疾病传播,对直径<5 μm 的感染因子阻隔率达 95%。挂耳式医用 N95 口罩的佩戴程序见图 2-1-2。摘口罩的方法要点如下:

(1)不要接触口罩前面(污染面)。

(2)先解开下面的系带,再解开上面的系带。

(3)仅捏住口罩的系带,丢至医用废物容器内。

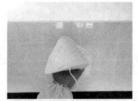

1.按面型选择普通/细码型号,拉松口罩带。金属软条向上,将手穿过口罩带

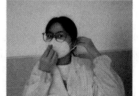

2.戴上口罩,口罩带置于耳后

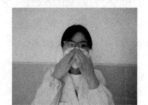

3.将双手的食指及中指由中央顶部向两旁同时按压金属软条

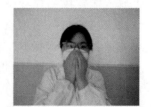

4.以双手轻按口罩,然后刻意呼吸,空气应不会从口罩边缘泄漏

图 2-1-2　医用 N95 口罩的佩戴程序

（四）医用防护口罩

本防护箱里配备的医用防护口罩符合中华人民共和国国家标准《医用防护口罩技术要求》(GB 19083—2010)的要求,可以保护呼吸道免受有害粉尘、气溶胶、微生物及灰尘伤害,能有效阻止血液、体液和飞溅物导致的疾病传播,可为突发公共卫生事件应急现场从事疾病控制、卫生监督及临床急救的工作人员在进行有创操作的过程中提供呼吸防护。

在一般的调查和诊疗活动时,可佩戴本防护箱内配备的医用防护口罩。医用防护口罩应保持清洁,每天更换、清洁与消毒,遇污染时应及时更换。

1.挂耳式医用防护口罩佩戴方式

（1）将有鼻夹的一边向上,两端的口罩带挂于双耳。

（2）轻按鼻夹使其与鼻梁贴合,然后按着鼻夹,将口罩下端拉至下颌处。

2.头挂式医用防护口罩佩戴方法

（1）面向口罩无鼻夹的面,使鼻夹位于口罩上方。用手扶住口罩固定在面部,将口罩抵住下巴。

（2）将上方口罩带拉过头顶,置于头顶上方。

（3）将下方口罩带拉过头顶,置于颈后耳朵下方。

（4）将双手手指置于金属鼻夹中部,一边向内按压一边顺着鼻夹向两侧移动,直至将鼻夹完全按压成鼻梁形状为止。仅用单手捏口罩鼻夹可能会影响口罩的密合性。

（5）在进入工作区域之前,使用者必须检查口罩与脸部的密合性。

①用双手罩住口罩,避免口罩在脸上的位置发生移动。

②如口罩无呼气阀,佩戴人员应快速呼气;如口罩带呼气阀,佩戴人员应快速吸气。

③如空气从鼻梁处泄漏;应按步骤（4）重新调整鼻夹;如空气从口罩边缘泄漏,应重新调整口罩带;如不能取得良好的密合,应重复步骤（1）～（4）。

④如没有感觉泄漏,可进入工作区工作。

（五）手套

防护手套种类繁多,除抗化学物外,还有防切割、电绝缘、防水、防寒、防热辐射及耐火阻燃等功能。一般的防酸碱手套与抗化学物的防护手套并非完全等同,因为不同化学物对手套材质有不同的渗透能力,故应选择具有防相应类别化学物渗透的手套。

应按化学物质存在方式（固态、气态或液体）、浓度,可能的接触机会,防护手套性能（能抵御该化学物的浓度）,选用适当的手套。如天然橡胶手套可用于接触低浓度无机酸,但不能抵御浓硝酸及浓硫酸,橡胶手套对病原微生物、放射性尘埃有良好的阻断作用。

本防护箱里配备的医用防护手套采用优质的天然橡胶材质,经环氧乙烷灭菌处理,具有良好的拉力强度和伸长率,避免在穿戴时撕裂,用于突发公共卫生事件应急现场从事疾病控制、卫生监督及临床急救的工作人员在接触患者的体液、分泌物、排泄物、呕吐物和污染物品及进行有创操作时进行手部防护。

1. 佩戴方法

（1）打开手套包，一手掀起口袋的开口处。

（2）另一手捏住手套翻折部分（手套内面）取出手套，对准五指戴上。

（3）掀起另一只袋口，以戴着无菌手套的手指插入另一只手套的翻边内面，将手套戴好。

（4）然后将手套的翻转处套在防护服衣袖外面。

2. 脱手套的方法

（1）用戴着手套的手捏住另一只手套污染面的边缘将手套脱下。

（2）戴着手套的手握住脱下的手套，用脱下手套的手捏住另一只手套清洁面（内面）的边缘，将手套脱下。

（3）用手捏住手套的里面将其丢弃至医疗废物容器内。

（六）靴套

在传染性疾病的控制过程中，穿着靴套的目的是为现场从事疾病控制、卫生监督及临床急救的工作人员接触潜在感染性的现场环境，患者的体液、分泌物、排泄物等时提供阻隔作用。防护靴套的设计除应满足穿着舒适、对颗粒物有一定的隔离效率的要求外，还应符合防水性、透湿量、抗静电性、阻燃性等方面的要求。

本防护箱里配备的防护靴套采用含防护膜结构的无纺布材质，具有防水、透气性能，经防静电处理，采用中腰式设计，松紧带收口，用于突发公共卫生事件应急现场从事疾病控制、卫生监督及临床急救的工作人员在接触感染性现场环境，患者的体液、分泌物、排泄物等时提供足部的阻隔防护作用。

（七）免洗手消毒液

当手部有血液或其他体液等可见污染时，应用肥皂或皂液和流动水洗手。手部没有可见污染，宜使用免洗手消毒液消毒双手代替洗手。

本防护箱里配备的免洗手消毒液是以乙醇和正丙醇为主要有效成分的消毒凝胶，乙醇含量为 $54\% \sim 66\%$（体积分数），正丙醇含量为 $9\% \sim 11\%$（体积分数）。该消毒液可杀灭肠道致病菌、化脓性球菌、致病性酵母菌和医院感染常见细菌。当病原体的抵抗力较强，醇类消毒剂达不到消毒要求时应选择其他有效的消毒剂。

1. 选择免洗手消毒液的原则

（1）直接接触每个患者前后，从同一患者身体的污染部位移动到清洁部位时。

（2）接触患者黏膜、破损皮肤或伤口前后，接触患者的体液、分泌物、排泄物、伤口敷料等之后。

（3）免疫功能低下患者的诊疗、护理之前。

（4）穿脱防护服前后，摘手套后。

（5）进行无菌操作、处理清洁无菌物品之前。

（6）接触患者周围环境及物品后。

（7）处理药物或配餐前。

2.使用方法

取适量免洗手消毒液(3~10 mL,或用适当力度按压泵头两次)均匀涂抹至整个手掌、手背、手指和指缝,每个动作分别按不快不慢的速度重复四次,然后进行下一步骤。图 2-1-3所示为七步洗手法的详细步骤(图中仅展示单侧消毒):

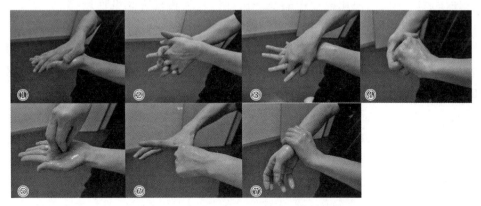

图 2-1-3　使用免洗手消毒液的七步洗手法程序

(1)掌心消毒。掌心对掌心相互揉搓。

(2)手心面及指缝消毒。掌心对掌心十指交叉揉搓。

(3)手背面及指缝消毒。掌心对手背交叉揉搓。

(4)指关节消毒。十指弯曲紧扣转动揉搓,然后按次序揉搓指关节,注意不要遗漏拳峰。

(5)指尖和指甲缝消毒。放松勾手,竖立揉搓。

(6)拇指消毒。拇指在掌心揉搓。

(7)手腕消毒。已穿戴手套则不进行此步骤,其称"六步洗手法"。

(八)创可贴

创可贴由接触创面的敷垫、背贴和保护层(临用前去除)组成,主要用于真皮浅层及其以上的浅表性小创伤、擦伤等,为浅表创面、皮肤损伤提供愈合环境。使用方法如下。

(1)使用创可贴前,应先清洁和消毒伤口。

(2)沿箭头方向,剥开包装纸。

(3)将敷垫对准伤口部位,分先后把左右两面保护层去除,并固定位置。

(4)按压周边部位以达到适度粘贴。

(九)医用垃圾袋

(1)废弃物类型:感染性废物。

(2)废弃物特征:携带病原微生物具有引发感染性疾病传播危险的医疗废物。

(3)常见组分或废物名称:

①被患者体液、排泄物污染的物品,包括:棉球、棉签、引流棉条、纱布及其他各种敷料;一次性用品、一次性使用医疗用品及一次性医疗器械;废弃的被服;其他被患者体液、排泄物污染的物品。

②医疗机构收治的隔离传染病患者或者疑似传染病患者产生的生活垃圾。

③病原体的培养基、标本和菌种、毒种保存液。

④各种废弃的医学标本。

⑤废弃的血液、血清。

⑥使用后的一次性使用医疗用品及一次性医疗器械视为感染性废物。

（4）感染性废物处理规程：

①操作感染性或其他任何有潜在危害的废物时，必须穿戴手套、口罩和防护服。对由多种成分混合的医学废料，应按危害等级较高者处理。处理含有锐利物品的感染性废物时应使用防刺破手套。

②实验室产生的感染性废物必须严格区分感染性废物和非感染性废物，一旦分开后，感染性废物必须加以隔离。

③感染性废物应分类丢入垃圾袋，所有收集感染性废物的容器都应有"生物危害"标志，或使用"红色"容器。

④液体感染性废物，应确保容器无泄漏，每日加入 1：20 的 84 消毒液消毒后倒入下水道。

⑤每日的感染性废物、设备和玻璃器皿均通过压力蒸汽灭菌去除污染。处理过程应保证在 121 ℃进行（被处理物中心温度不低于 115 ℃），时间 60～90 min（不少于 20 min）。

⑥初消毒后的废物用黄色塑料袋包装后，转交洗消员集中送交医疗垃圾处理站。

（十）签字笔

签字笔用于突发公共卫生应急事件的现场信息记录。

（十一）便签

便签用于突发公共卫生应急事件的现场信息记录。

五、注意事项

（一）防护服的穿脱注意事项

（1）穿防护服之前要检查防护服有无破损。

（2）穿防护服后只限在规定区域内进行操作活动。

（3）穿着防护服时勿使衣袖触及面部及衣领。

（4）防护服有渗漏或破损应立即更换。

（5）脱防护服时要注意避免污染。

（6）脱防护服一定要避免扩散污染和产生二次气溶胶，最好是先进行表面消毒（使用消毒液喷雾消杀或擦拭）。

（二）医用 N95 口罩使用注意事项

（1）不应一只手捏鼻夹。

（2）医用 N95 口罩只能一次性使用。

（3）口罩潮湿后、受到患者体液污染后,应及时更换。

（4）每次佩戴医用 N95 口罩进入工作区域之前,应进行密合性检查,检查方法:将双手完全盖住防护口罩,快速呼气,若鼻夹附近漏气应调整鼻夹,若漏气位于四周,应调整到不漏气为止。

（三）医用防护口罩使用注意事项

（1）应确保口罩展开后能覆盖到鼻梁至下颌处,以获得预期的防护效果。

（2）医用防护口罩为一次性用品,禁止重复使用。

（3）使用前如发现包装破损,须放弃使用或待重新灭菌后方可使用。

（4）对无纺布过敏者慎用。

（5）不要用手去挤压口罩,口罩只能把病毒隔离在口罩表层,如果用手挤压口罩,使得病毒随飞沫湿透口罩,容易造成病毒感染。

（6）使用后,将口罩丢弃至医用废物容器内。

（四）手套使用注意事项

（1）诊疗护理不同的患者之间应更换手套。

（2）操作完成后脱去手套,应按规定程序与方法洗手,戴手套不能替代洗手,必要时应进行手部消毒。

（3）操作时如发现手套破损,应及时更换。

（4）戴无菌手套时,应防止手套污染。

（五）创可贴使用注意事项

（1）如发现包装纸破损或已打开,请勿使用。

（2）如发现过敏现象,应立即停止使用并作过敏处理。

六、思考题

（1）常用个体防护装备有哪些?

（2）进入和离开消毒工作区,如何正确穿戴和脱摘个体防护装备?

（马偲航　林　欣　颜晓玥）

第二章

免疫防护

免疫防护是预防、控制传染病的重要措施,是医学预防最有效的措施。

一、实验目的

(1) 学习和掌握生物医学安全防护中免疫防护的原理与技术。
(2) 了解主动免疫和被动免疫的区别。
(3) 学习和掌握制备和接种灭活疫苗的原理和方法。

二、实验原理

对微生物感染的人工免疫防治措施包括:人工主动免疫、人工被动免疫。用病原微生物或其特异抗原、毒素等制成灭活疫苗、mRNA 疫苗、重组蛋白疫苗、减毒活疫苗等生物制品,给易感人群、一线研究人员接种,使接种者体内产生抗该病原微生物或毒素的特异性免疫力,称为人工主动免疫。主动免疫产生的免疫应答具有记忆的特点,在接种疫苗后接触病原体时,可以起到预防病毒感染或发病的作用。

主动免疫是免疫防护中的重要组成部分,本实验课程中主要以灭活流感疫苗的制备和接种为例,详细介绍主动免疫的研发流程。

流感是由流感病毒引起的急性呼吸道传染病,主要通过感染者含有病毒的飞沫以气溶胶的形式传染给易感者,具有高度传染性,容易引发大规模流行。流感病毒属于正黏病毒科,是单股负链 RNA 病毒,甲型流感病毒基因组含有 8 个节段,典型病毒颗粒多呈球形。根据流感病毒核蛋白(NP)和膜蛋白(M)抗原特性及其基因特性的不同,流感病毒可分为甲(A)、乙(B)、丙(C)三型。

A 型流感病毒根据其表面血凝素和神经氨酸酶结构及其基因特性的不同又分为许多亚型,目前已发现的血凝素有 15 个亚型,神经氨酸酶有 9 个亚型。流感疫苗是预防流感最有效的手段,目前上市的流感疫苗类型包括灭活疫苗、减毒疫苗、亚单位疫苗等。裂解型流感灭活疫苗是在流感全病毒灭活疫苗的基础上,通过选择适当的裂解剂和裂解条件裂解流感病毒,去除病毒核酸和大分子蛋白,保留抗原有效成分 HA 和 NA 以及部分 M 和 NP,经过不同的生产工艺去除裂解剂和纯化有效抗原成分制备而成的。流感病毒裂解疫苗系用世界卫生组织(WHO)推荐的并经国家药品管理部门批准的流感病毒株分别接种鸡胚(细胞),经培养、收获病毒液,病毒灭活、纯化、裂解、二次纯化后制成三价或四价流感灭活疫苗。制备过程中,需要明确适宜的毒种感染剂量和病毒收获时间,摸索纯化病毒的蔗糖密度梯度,并对灭活剂和裂解剂进行筛选和评价,确定最后的生产工艺。所有的流感病毒都在动物源性基质中生长并以液体形式收获。大多数流感病毒在鸡胚尿囊腔中生长,有的疫苗在哺乳动物细胞系[犬肾细胞(MDCK)或 Vero 细胞]中生长。制备单价疫苗原液时,将收获的病毒采用甲醛或 β-内酯进行灭活,通过数步纯化除去非病毒蛋白和生产工艺中的添加物。单价疫苗再组合形成三价疫苗的半成品,最终形成成品。已采用过的灭活流感疫苗接种途径是肌内、皮下、皮内、鼻内和口服。免疫原性最好而反应原性最低的途径是肌内和皮下。

对于不含佐剂的灭活流感疫苗,目前推荐 3 岁及以上人群肌内注射的使用剂量(根据单向免疫扩散法标定的含量)是每个组分血凝素 15 μg,3 岁以下人群剂量是每个组分血凝素 7.5 μg。灭活流感疫苗的剂量是根据广泛的临床试验而确立的,这些临床试验主要是在 20 世纪 70 年代后期甲型 H1N1 流感病毒出现后进行的。这些研究表明,儿童和成年人如果以前未接种疫苗或未自然暴露,需要接种 2 剂疫苗以达到最大抗体滴度;如果有某种程度的预存抗体,只需接种 1 剂。

灭活流感疫苗的主要免疫原是血凝素,它的含量(即效价)是采用单向免疫扩散法(single-radial immunodiffusion,SRID)进行标定的。灭活流感疫苗因为工艺不同含有不同量的 NA、M 和 NP,其含量并未特异标定。曾经接种过灭活流感疫苗的个体,产生的 NA 抗体能抵制传统甲型野毒株的感染。对其他病毒蛋白(如 M2)的免疫应答也有所研究,但这些应答比 HA 抗体的作用要小很多。因此,对灭活流感疫苗最主要关注的还是 HA 含量。流感疫苗接种主要诱导和针对的也是主要表面糖蛋白血凝素和神经氨酸酶的抗体。血球凝集抑制试验(HI)、酶联免疫吸附试验(ELISA)、中和试验均能检测病毒株诱导的针对 HA 蛋白的特异性抗体水平,HI 试验相对简单,是检测人体针对流感疫苗的应答抗体水平的最常用的方法。在 HI 试验中,血清中的抗体与红细胞(RBC)竞争结合病毒血凝素。最常用的红细胞来自鸡或火鸡,如果禽红细胞与病毒结合不佳,可以采用豚鼠或人的红细胞。人或动物血清中的非特异性血凝素抑制剂可以干扰 HI 试验,因此需要用受体破坏酶或高碘酸盐对血清进行预处理以去除抑制剂。中和试验是检测流感病毒型别特异性抗体的另一种方法,有时比 HI 试验更敏感,还能检测防止病毒感染的功能性抗体。微量中和试验属于高通量检测,在 96 孔板里使用 MDCK,通过酶免疫测定血清中的中和抗体。当检测血清抗体对疫苗株的应答时,微量中和法测量的中和抗体滴度与 HI 试验测量的抗体滴度较一致。

三、实验器材

实验器材见表 2-2-1。

表 2-2-1　实验器材

序号	器材	数量
1	细胞板	每组一套
2	96 孔微量板	每组一套
3	200 μL 移液枪	每组一套
4	洗板机	公用
5	甩板机	公用
6	酶标仪	公用
7	恒温培养箱	公用

四、实验试剂

实验试剂见表 2-2-2。

表 2-2-2　实验试剂

序号	试剂	用量
1	0.75％豚鼠红细胞	每组 50 mL
2	受体破坏酶（RDE）	每组 500 μL（助教配制）
3	磷酸缓冲液（PBS），0.01 mol/L，pH 7.4	每组 100 mL
4	0.03％福尔马林	每组 10 μL
5	DMED 培养基	每组 100 mL
6	病毒维持液	每组 100 mL
7	胰酶	每组 5 mL
8	流感病毒	每组 500 μL
9	MDCK	足量
10	封闭液	足量

五、实验操作

（一）疫苗的制备

1. MDCK 的传代与铺板

（1）取长至对数期的细胞，用无菌 PBS 洗两遍，后加入 2.5％胰酶 1～2 mL，摇晃均匀，放 37 ℃恒温箱温育 5～10 min。

（2）若细胞没有全部脱落，可以把细胞板拿在手上，在超净台里轻拍细胞板侧壁。加入含血清的培养基 3 mL 左右，终止胰酶作用，反复吹吸三四次（注意不要过于用力），吸取全部液体到 50 mL 试管里，以 1 500 r/min 离心 5 min。

（3）准备好需要的新 10 cm×10 cm 培养板 7 块（还有一块为旧板，并做好计划，共 8 块板，按 1∶8 传代），加入含 10％PBS 的 DMEM 培养基 9 mL。

（4）离心后，取出离心管，弃去上清液，轻轻用镊子敲打离心管底部，敲散细胞。

（5）加入培养基 8 mL，每 10 cm×10 cm 培养板分装 1 mL，轻轻地摇匀。

（6）放 37 ℃恒温箱培养，每天观察细胞生长状况。

（7）待细胞密度达 80％左右可用于病毒接种（或者助教提前准备铺好的细胞）。

2. MDCK 的准备与病毒感染

（1）取长至对数选取 MDCK 细胞生长至 90％以上，状态良好；弃细胞生长液，用 PBS 洗液洗两遍，将残余的牛血清洗净，每板加入 10～15 mL 的病毒维持液备用。

（2）取 0.01 MOI 的病毒接种于 MDCK 内，轻轻摇晃细胞板，使病毒与病毒培养液混匀，置 37 ℃培养。

（3）次日起每天检查有无细胞病变（CPE）。CPE 特征为：细胞肿胀圆化，细胞间隙增大，细胞核固缩或碎裂，严重时细胞部分或全部脱落。

3. 病毒的收获与鉴定

（1）收获：当病毒感染 48～72 h 后，可以观察到细胞出现明显的 CPE 现象，可收取病毒培养上清。将收获的病毒液以 1 500 r/min 离心 5 min，弃沉淀（沉淀为细胞碎片），分装后置－80 ℃保存。

（2）血凝试验检测病毒 HA 滴度：

①根据所用红细胞选择适当 96 孔微量板（如用豚鼠或人 O 型红细胞时，应选用孔底呈 U 形的微量板，如用火鸡或鸡红细胞时，应用孔底呈 V 形的微量板）。微量板横向放置：垂直方向称列，如孔 A1-H1 称第 1 列；水平方向称行，如 A1-A12 称 A 行。

②除第 1 列外（A1-H1），每孔加 50 μL PBS（0.01 mol/L，pH 7.2）。

③A1-G1 每孔各加 100 μL 待检病毒，H1 加 100 μL PBS 作阴性对照。

④用排枪从第 1 列各孔分别取 50 μL 病毒原液，由第 1 列至第 12 列做倍比稀释，最后 1 列弃去 50 μL。

⑤每孔加 50 μL 0.75％的红细胞稀释液，轻弹微量板，使细胞与病毒充分混合。

⑥室温孵育 30～60 min，观察血凝现象并记录结果。

红细胞凝集以"＋"记录，只有部分凝集为"＋／－"，无凝集为"0"，出现全部红细胞凝集的最高稀释度为终点，该稀释度的倒数即病毒的血凝滴度。

4. 病毒的灭活

甲醛灭活：0.03％福尔马林，37 ℃水浴处理 24 h。

灭活效果验证：将灭活后病毒接种 MDCK，如能培养成功，说明灭活不完全，需要重新灭活。

5. 病毒的纯化

本步骤由助教完成。

（二）疫苗的接种

1. 小鼠免疫

小鼠肌肉在皮下包含大量的血管，利用肌肉注射将药物直接注射进肌肉深处后，药物可通过血流运送快速被吸收。小鼠肌肉注射操作步骤如下：

（1）固定动物，用左手拇指和食指捏住其双耳及颈部皮肤，将小鼠置于左手掌心，无名指和小指夹其背部皮肤和尾部，即可将小鼠完全固定。

（2）将距离操作者最近的小鼠后肢固定。

（3）注射位点：可以选择在股骨尾部的大腿肌肉进行注射，也可以选择在颅骨到股骨的股四头肌注射。

（4）手指划分出需要注射的肌肉块，对注射位点进行消毒。

（5）用尽量避免触碰到坐骨神经的方式入针。当使用大腿肌肉注射时，入针方向朝向尾部。若在股四头肌处注射，入针方向朝向头部。小鼠可使用 $25 \sim 30$ G 针头进行注射。

（6）稍微回抽针栓以确定是否刺入血管。若回抽有血液，则需要重新入针。如果回抽无血液，则可以缓慢开始注射。对小鼠而言，注射体积通常为 $25 \ \mu L$。

（7）注射完成后抽出针管，观察是否有流血现象。如果发生流血，则用棉球按压注射处约 1 min 止血。

（8）将小鼠放回笼中并饲养观察。

2. 小鼠眼球血的采集

（1）用左手拇指和食指捏住其双耳及颈部皮肤，将小鼠置于左手掌心，无名指和小指夹其背部皮肤和尾部，即可将小鼠完全固定，使其眼眶后静脉丛充血。

（2）右手持 1 mL 注射器或玻璃管。玻璃管平端先沿着鼻侧眼角慢慢滑动至眼球正下方的眼皮内，此时左手微微顺时针旋转，使小鼠头部相对位置微向右下偏转，即相当于玻璃管刺入时是对着口腔方向的，从眼眶下端中间垂直于鼠面略斜向内刺入。针头斜面先向眼球，当感到有阻力时即停止推进，刺入后再转 $180°$ 使斜面对着眼眶后界。

（3）一般情况下即会有血液流出，若没有，则将针退出 $0.1 \sim 0.5$ mm，若还无血液流出，则快速搓拧毛细管或注射器针头，进一步破坏其内眦静脉丛，加快出血速度。正常采集 $4 \sim 5$ 滴血滴，不会危及小鼠生命。最后除去加于颈部的压力，同时将采血器拔出，清洁棉球压迫眼部片刻。若需要重复采血，可左右两眼轮换。

（三）疫苗的效价评价

1. 血凝抑制试验

（1）8HA 病毒配制。

一个红细胞凝集单位指能引起等量标准化的红细胞凝集时病毒的量。进行红细胞凝集抑制试验时一般用 4 个红细胞凝集单位（指 $25 \ \mu L$ 体积中含有 4 个红细胞凝集单位）的病毒量，即 $50 \ \mu L$ 体积中有 8 个红细胞凝集单位。

①计算好病毒稀释比例，如病毒原样为 64HA，即要稀释 8 倍，同时计算需要 4 个凝集单位（$25 \ \mu L$）的抗原病毒的量。

②稀释后抗原病毒液 HA 滴度复核：为了保证红细胞凝集抑制试验中抗原用量一致并且准确无误，新配制的 4 个凝集单位抗原须复核滴定：取 $50 \ \mu L$ 稀释好的抗原，用等量 PBS 做倍比稀释后加入 $50 \ \mu L$ 红细胞悬液，至室温孵育 $30 \sim 60$ min 后观察凝集结果。

如只有前 4 孔出现凝集,表明每 50 μL 病毒含有 8 个凝集单位(即 25 μL 中含有 4 个红细胞凝集),该病毒稀释准确,可以用于红细胞凝集抑制试验。如第 5 孔也出现凝集,说明每 50 μL 病毒含有 16 个凝集单位,该抗原必须等量稀释。如只有前 3 孔凝集,表明每 50 μL 病毒仅含有 4 个凝集单位,病毒量需要加倍。此外,4 个凝集单位抗原必须每次用前新配制(现用现配)。

(2) 待测样品处理:动物血清需前一天用受体破坏酶(RDE)处理,测定时与原来相比已稀释 4 倍。

(3) 血凝抑制试验具体步骤:

①加 PBS 或生理盐水 25 μL 于 96 孔板的第 B 行至 H 行的每一孔。

②加 1:3 稀释的经受体破坏酶处理过的标准血清 50 μL 于 A 行的每一孔。

③用排枪从 A 行各孔取 25 μL 血清,倍比稀释至 H 排各孔,弃去 25 μL。

④25 μL 被检病毒的 4 个血凝单位抗原加至各孔,混匀,室温静置 15～30 min。

⑤然后加 50 μL 的红细胞(0.5% 鸡红细胞或 0.75% 豚鼠红细胞)。

⑥室温静置 30～60 min(鸡红细胞 30 min;豚鼠红细胞 60 min)后观察结果。

(4) 结果判定:血凝被完全抑制时的血清最大稀释度的倒数为血凝抑制试验的终点,该孔稀释度即为 HI 试验的效价。

2. ELISA 试验

反应板制备:将 HA 蛋白用 PBS 缓冲液稀释至浓度为 1 μg/mL;在 96 孔酶标板每孔中加入 100 μL 的包被液,37 ℃包被 2 h;用 PBST 洗涤液(20 mmol/L PB7.4,150 mmol/L NaCl,0.1% Tween 20)洗涤 1 次;然后每孔加入 200 μL 的封闭液-1,放入 37 ℃封闭 2 h;弃去封闭液。干燥后装入铝箔袋 2～8 ℃保存备用。

(1) 样品稀释:需要稀释的样品使用 PBS 按照相应比例稀释。

(2) 酶标抗体稀释:使用 ED 稀释液按照 1:5 000 比例稀释酶标抗体 GAM-HRP。

(3) 加样:分别向对应孔中加入待测样品 100 μL。

(4) 温育:用封板膜封板后置 37 ℃温育 30 min。

(5) 洗板:小心揭掉封板膜,用洗板机洗涤 5 遍,使用甩板机甩干。

(6) 加酶:每孔加入酶标抗体 100 μL,空白对照除外。

(7) 温育:用封板膜封板后,置 37 ℃温育 30 min。

(8) 洗板:小心揭掉封板膜,用洗板机洗涤 5 遍,使用甩板机甩干。

(9) 显色:每孔加入显色剂 A、B 液各 50 μL,轻轻振荡混匀。

(10) 测定:每孔加终止液 50 μL,轻轻振荡混匀,10 min 内测定结果。设定酶标仪波长于 450/630 nm 处。

六、注意事项

(1) 细胞实验需要较为严格的无菌操作,操作应尽量迅速,防止细胞污染。

(2) 使用胰酶消化细胞不宜过久,否则容易造成细胞损伤。

（3）进行病毒实验相关操作要在生物安全柜中进行，时刻注意生物安全问题，做好个人防护。

（4）红细胞加入前要充分混匀，操作时要轻柔，不可剧烈摇晃，否则容易发生细胞破裂。

（5）病毒传代要分批次进行，防止不同毒种之间出现交叉污染。

（6）使用离心机时一定注意要在配平后进行离心。

（7）移液器要校准，加样要准确，样品不能交叉污染，一个样品用一个吸头。

（8）吹打混匀时，吸头不要离开液面，以免产生气泡，影响实验结果。

（9）试验结果应在阴性对照和阳性对照成立条件下判定才有效。

七、思考题

（1）细胞凝集抑制试验的原理是什么？

（2）病毒的血凝试验和血凝抑制试验的异同点及注意事项是什么？

（3）ELISA 试验的原理是什么？

（陈毅歆）

第三部分　采样

　　病原微生物在人、动物等群体中引起疾病的暴发和流行,引发人群疾病减员和大众恐慌,影响公众学习、工作和生活秩序,造成社会混乱,因此展开侦察工作,及早发现生物威胁,快速采取相应的防控措施是减少其影响的主要措施之一。首先应当立即开展现场采样和检验环节。标本采集的对象包括两大部分:一是外环境标本,包括空气标本、水样标本、污染物表面标本和土壤标本等;二是生物标本,包括昆虫和动物标本、患者临床标本、尸体标本等。标本采集后应尽早进行检验。如现场条件允许,最好在现场检验,但同时必须取部分标本尽快送往距离现场最近的检验单位。后送的标本应做到:严密包装、妥善保存、专人护送和信息完整。

第一章

环境微生物采样箱

生物恐怖和生物威胁所致的污染区域大，采样对象复杂，根据不同传播途径的特点，我们采取先空气、水动态物质，后物体表面等静物的采样流程开展工作。

第一节　空气微生物采样箱

微生物气溶胶施放是生物恐怖和生物威胁的最重要的手段，由于空气流动，其污染效应面积大，采样难度大，对于现场空气微生物快速采样而言，空气微生物采样箱的正确使用至关重要。在进行空气采样前，我们必须对污染区范围进行划定，才能有效实施空气微生物气溶胶的采样工作。

一、实训目的

（1）总结空气微生物采样箱的组成及基本原理。
（2）学会空气微生物的快速采样方法。
（3）学会使用风速仪，划定污染区范围。

二、原理

空气微生物采样器工作时，模拟人呼吸道的解剖结构和空气动力学生理特征，采样根据微粒子负压惯性撞击运动原理，将悬浮在空气中的微生物粒子分等级地收集到采样介质表面上，然后供培养及微生物学分析。空气微生物采样器是由撞击器、主机（流量计）、定时器、三脚架组成的。撞击器是 6 层有微小孔眼的铝合金圆盘。圆盘下放琼脂平皿，每圆盘间有密封胶圈，再通过三个弹簧挂钩把圆盘牢固地联在一起。每个圆盘上有400 个呈环形排列、逐层减小、尺寸精确的小孔，标准采样流量为 $1 m^3$（28.3 L/min）当含有微生物粒子的气流进入最上层的采样口后，由于气流逐层增高，不同大小的微生物粒子按空气动力学特征分别撞击在相应的琼脂表面上。捕获在各级上的粒子大小的范围是由该级孔眼的气流速度和上一级的粒子截阻率决定的。第 1、2 级类似人的上呼吸道捕获的粒子,第 3～6 级类似人的下呼吸道捕获的粒子,这就相当程度上模拟了这些粒子在呼吸道的穿透作用和沉着部位。

三、试剂与器材

试剂与器材见表 3-1-1。

表 3-1-1　空气微生物采样箱

内置单元	配置物品	数量	简要技术规格
采样器主机部分	空气微生物采样器	1 套	六级筛孔撞击式采样器
	主机	1 台	流量计
	主机三脚架	1 个	铝合金材质,可调节高度
采样器配套附件	主机托盘	1 个	用于连接主机和三脚架
	硅胶管	1 根	略
	微机控制充电器	1 个	60 V
	无菌平皿	10 个	直径 90 mm
	气体采样袋	20 个	
风速仪		1 个	

四、操作方法

(一)空气微生物采样箱

1. 空气采样器

(1)将仪器电池盒盖板向下推出,取出电池架,放上 5 号干电池 6 节或采用无记忆性高容量充电电池,然后根据采样需要选择工作时间,拨动定时开关键至相应的时间数码档位(如"4"档位置,设定采样工作时间为 20 min),此时打开仪器电源开关,指示灯亮,表明采样开始。接着调节所需的采样流量值。设定时间结束后,仪器自动停机。

(2)采样时首先在仪器进气嘴接上过滤器,主要是过滤空气中的灰尘等;如发生错误操作倒吸溶液时,过滤器物会自动膨胀,防止溶液吸入泵体使泵体损坏。若仪器使用时间较长,应更换滤尘塑块,以免脏物穿透滤尘泡塑块进入泵内影响气泵流量。

(3)若操作不慎导致仪器倒吸入酸碱溶液时,可断续吸入蒸馏水清洗几次,再吸入无水乙醇,仪器空载运转半小时左右,使乙醇充分排出,之后一般情况下仪器都能恢复正常工作。若有颗粒或纤维等杂质进入泵体内,经清洗后无法排出,应进行维修。

(4)检测仪器的可靠性时,除检验有关技术指标外,还需检查气泵是否窜气。检查时首先用手指堵住仪器的进气口,观察流量计的转子是否降至最低处,如果流量计的转子继续转动,表面隔膜泵窜气,应及时进行检修。若转子停滞不动,表明仪器性能良好,工作流量指示可靠。

2. 采样器流量矫正

空气微生物采样器流量设置为 28.3 L/min,采样前须矫正好。

（1）必须保证圆盘上孔眼通畅,然后按顺序将撞击器装配好,一只手从上部按住撞击器,另一只手挂上 3 个弹簧挂钩。

（2）用硅胶管连接撞击器出口与主机进气口,取下撞击器进气口的上盖。

（3）将主机插上电源（AC 220 V）,按下主机上"电源开关"。调节"流量调节"旋钮,使流量计转子稳定在 28.3 L/min。

3.气体采样袋使用

气体采样袋又称铝塑复合膜气体采样袋,是橡胶球胆优异的替代产品。铝塑复合膜由尼龙膜（PA）、铝箔（AL）、聚乙烯膜（PE）这三种薄膜使用双组份黏合剂复合制成。

（1）产品不透明,具有良好的避光性,渗透率低,气密性好,吸附小,化学性质稳定,机械强度高;气袋装有金属接口,方便充放气置换。独特的高弹性抗撕裂橡胶取样垫专用于针筒取样。

（2）适用范围:可用于对光敏感的气体样品的采集和保存,主要用于常规分析采样,可充装化学性质稳定、化学活性弱的气体,如石油裂解气、天然气、煤层气、烟尘气、环境大气、工艺过程反应气体,以及氮、氢、氧、氩等无机气体。

（3）注意事项:

①对于硫化物和卤素气体,高含量如百分比级或者低含量如 ppm 级都不建议使用。

②由于铝塑复合膜在复合时使用的双组份黏合剂能挥发出苯、酮、醚、酯等有机物,所以应注意,若铝塑复合膜内残留的有机物析出,能污染采样袋内气体样品,对分析数据会造成干扰。

③如该气体采样袋重复使用应多次置换清洗。

4.撞击器的清洗与消毒

（1）用中性洗涤剂温水清洗撞击器,用超声波清洗则更好,可除去喷孔的塞物。

（2）若喷孔发生阻塞,用高压气流或细针进行清除。

（3）六级撞击器使用浓度 70% 乙醇擦拭消毒。

5.采样平皿的制备

（1）一般需氧的空气微生物采样用普通培养基（培养基 1.8%～2.0%）,若采集特殊微生物（如高营养的病原菌、病毒、真菌等）可选用相应的采样介质。

（2）平皿采样国产 $\Phi90\times18$ mm 或 $\Phi70\times18$ mm 培养皿,高压蒸汽灭菌后备用。

（3）在无菌条件下用量杯往平皿内倒入琼脂24～30 mL,琼脂表面与高密圈（8 mm）一平,以保证采样时喷孔与琼脂表面之间 2～3 mm 的最佳撞击距离。

（4）将加入采样介质的平皿,倒置放入 37 ℃恒温箱中培养 24 h,无杂菌生长方可使用。

6.现场采样

（1）将三脚架支开并锁紧,把三脚架顶部调至水平,主机放在三脚架上,撞击器放在桌子上或地上,用硅胶管连接撞击器出气口和主机进气口。

（2）按顺序放入采样平皿,一只手打开平皿盖,另一只手迅速盖上撞击盘,然后按住撞击器上部,挂上 3 个弹簧挂钩。放入和取出采样平皿时,必须戴口罩,以防口鼻排出细菌污染平皿。

（3）打开撞击器进气口上盖,离开采样点 2 m 之外,即可启动采样。可用定时器设定采样时间,参照定时器使用说明书。

7. 采样时间

（1）采样时间长短视所处空气环境污染程度而定,但最好不超过 30 min,而长时间的气流冲击会使采样介质脱水而影响微生物生长。

（2）为了保持菌落技术的准确性,每个采样平皿的菌落在 250 个以下为宜,一般室外空气环境采 10 min,室内空气环境采 1～5 min。

8. 采样完毕

采样完毕后,去除采样平皿,扣上盖子,注意顺序和编好号码,切勿弄错。

9. 培养计数菌落

将采样后的平皿倒置于 37 ℃恒温箱中培养 48 h,对有特殊要求的微生物则放相应条件下培养。计数各级平皿上的菌落数,一个菌落即一个菌落形成单位(CFU)。

10. 结果计算

（1）空气中微生物数量:是每立方米空气中所含粒子数量。

$$空气中微生物数量(CFU/m^3)=\frac{所有平皿中的菌落数}{采样时间(min)\times 28.3(L/min)}\times 1\,000$$

（2）空气微生物大小分布:是各级的菌落数占六级总菌落数百分比。

$$各级微生物粒子数\% = \frac{该级菌落数}{六级总菌落数量}\times 1\,000$$

（二）风速仪

1. 安装电池

按照电池仓内部的图标提示安装 4 节 AA 电池。碱性电池和镍氢充电电池均可用于 9535/9535A 型风量流速表,但是 9535/9535A 型风量流速表不能对镍氢充电电池进行充电。使用镍氢电池其使用寿命会缩短;漏酸对仪器会造成危害,所以不推荐使用锌碳电池。

2. 使用伸缩探头

伸缩探头包括:风速、温度、湿度传感器。使用探头时,要确保传感器开口充分暴露,并且定位槽指向溯流方向。注意:测量湿度、温度时,要保证探头至少有 7.5 厘米进入流场,以确保温度、湿度传感器有效部分进入气流中。

3. 污染范围确定

（1）地面点源施放生物战剂气溶胶污染区的划定。

以实际测量或预报风速为参考,预测估算生物战剂气溶胶云团下风向危害纵深距离:

下风向气溶胶云团危害纵深距离(km)＝风速(m/s)×气溶胶危害持续时间(h)×3.6(校正系数)

生物战剂气溶胶云团危害持续时间主要受日光紫外线照射的影响,以日出后1 h到日落前1 h判定白昼为标准,一般认为白昼且晴天为2 h,夜晚或阴天为8 h,这仅为一个粗略的时间。

(2)空中线源生物战剂气溶胶施放污染区的划定。

①估算下风向微生物气溶胶危害纵深距离:

下风向气溶胶云团危害纵深距离(km)＝风速(m/s)×云团持续时间(h)×3.6(校正系数,即风速由m/s转化为km/h的系数)×4(将地面风速换算成高线源战剂云团传播风速的系数)

②空中线源生物战剂气溶胶最大污染面积的初步计算公式为:

最大污染面积(km²)＝风速(km/h)×危害时间(h)×风速换算因数×喷洒带长度(km)

风速换算因数随飞机飞行的高度而异,如飞行高度为100 m,换算因数为2,此高度为飞行安全系数和微生物气溶胶衰亡率最佳截断交叉点;通常在侦察未明的情况下,将100 km为默认有效飞机布洒航距。

五、注意事项

(1)空气采样时,采用"采静不采动"的原则。

(2)空气采样时,先室外,后室内。

(3)计算污染区的数据时,要正确评估气溶胶云团危害时间。

(张　磊　林　欣)

第二节　水、土壤和物体表面微生物采样箱

一、实训目的

(1)总结环境样品采样箱的组成及基本原理。

(2)学会水、土壤和物体表面微生物的快速采集方法。

二、原理

生物威胁和生物恐怖实施的病原体一般具有较强生命力,可以在水、土壤、物体表面存活一定时间。针对其可在水、土壤和物体表面存活的特性,采集一定量相应标本,以便进行实验室培养和检验。

三、试剂与器材

（一）深井采样器

深井采样器主要由桶体、带轴的两个半圆上盖和活动底板、温度计、橡胶管、止水夹组成。

（1）整体为有机玻璃材质，采样瓶内附温度计，可检测水温。

（2）采样桶采用高分子透明材料有机玻璃，具有强度大、耐腐蚀、耐晒、耐湿等特点。

（3）仪器上下活动翻盖可自动打开与封闭，实现对所需深处的水样进行采集，使用方便。

（4）深井采样器便于携带，适用于在无电源的地方各种野外取样专用、环保监测、水处理、液体取样。

（5）深井采样器在环境水体取样中可对环境水体进行不同深度分层取样。

（二）土壤采样器

（1）耐腐蚀、耐冲压的 304 全不锈钢特制铲子。

（2）铲柄采用螺纹连接，可加杆至 5 m。

（3）手柄加粗推杆。

（4）采样器带推土器设计，取土更方便。

（5）配有加厚防滑皮手套。

（三）物体表面采样器材

（1）不锈钢镊子、剪刀和手术刀。

（2）医用棉棒。

（3）生理盐水 1 瓶或肉汤培养基。

（4）医用手套。

（四）样品收集容器

（1）土壤收集袋：面料为纯棉细帆布；款式为双抽绳束口样品袋。布料密实，易于土壤样品的收集与储存，透气性好，有利于保存土壤样品的原始性征。

（2）50 mL 收集管：配置 50 mL 离心管，用于收集水样品，适用于收集样品需求量较大的情况。收集管表面置有可书写区域，方便填写水样信息及样品编号。

（3）15 mL 收集管：配置 15 mL 离心管，用于收集水样品，适用于收集样品需求量较小的情况。收集管表面置有可书写区域，方便填写水样信息及样品编号。

（4）1.8 mL 冻存管：配置 1.8 mL 冻存管，用于收集物体表面擦拭样品，适用于收集样品需求量较小的情况。收集管表面置有可书写区域，方便填写采样信息及样品编号。

（5）马克笔：用于采样标本的标记。

四、操作方法

（一）水样标本采样

1.地表水采样

采集的水样包括污染区内暴露的自然水域、井水、供水系统的末梢水。应按"有小不采大,有静不采动"的原则,采取不流动的、较小的水体表面水。对于流动的水源,应在生物弹投掷点的下游岸边或死水湾处采集。水面大时,应分几个点采集,每点至少采集100 mL。发生水源性传染病暴发时,应采集可疑水源标本送检。采集水样标本量以500～1 000 mL为宜。

2.深井水采样

使用深井水采样器时注意先夹住出水口橡胶管,再将两个半圆形上盖打开。让采水器沉入水中,底部入水口则自动开启。可采集不同深度层的水样,深井水采样器上面系长绳,可调节采集不同深度层的水样;采水器停在不同水体深度时,下面进水,上面出水,所采的水样就是这个深度水体的水样。下沉深度应在系绳上有所标记,当沉入所需深度时,即上提系绳,上盖和下入水口自动关闭,提出水面后,不要碰及下底,以免水样泄漏。将出水口橡胶管伸入容器口,松开铁夹,水样即注入容器。定量样品采集,在静水和缓慢流动水体中采用有机玻璃采样器采集。

(二)土壤标本采样

非特殊情况下一般不采集土壤标本。如土壤被严重污染时,可用洁净钢铲及刷子采集可疑污染区无植物覆盖的弹坑中心或附近的表层土壤至少50 g,装入塑料采样袋中密闭保存,做好标记并送检。

(三)环境物品采样

1.物品采样

携带生物战剂的航弹碎片可用镊子、筷子或树枝夹取数片,放在适当的密闭容器或密封袋内,做好标记并送检。

2.植物采样

树叶、草叶用剪刀从叶柄处剪断,根据叶片大小采集数片,用密封袋保存,做好标记并送检。

3.物体表面采样

用营养肉汤培养基或生理盐水浸湿采样棉签,挤出多余水分后,在物体迎风的光洁面涂擦15～20次,而后将棉拭子装入细胞冻存管并置于冰桶中保存,做好标记并送检。

五、注意事项

(1)环境样品采样箱不属于防爆型仪器,严禁在矿井或易燃易爆环境中使用。

(2)水源采样时采用"采静不采动,采小不采大"的原则。

(3)土壤只在污染严重时采集,一般采集表层土,且为无植物覆盖的土壤。

(4)采集量为水样、土样等环境标本20份。

(张 磊 林 欣 马偲航)

第二章

食品微生物采样箱

一、实训目的

（1）总结食品样品采样箱的组成。

（2）学会食品样品采样箱的快速采集方法。

二、原理

食物微生物采样器是一种用于采集食物微生物和毒素的设备，可基于采集的食物标本，通过实验观察和分析食物中特定微生物和毒素的存在和含量。

三、试剂与器材

试剂与器材见表 3-2-1。

表 3-2-1　试剂与器材

内置单元	配置物品	数量	简要技术规格
样品采样单元	采样拭子	20 支	长柄，塑料管独立包装
	采样瓶	5 个	硅胶垫密封，耐高压
	稀释瓶	3 个	广口瓶
	密封采样袋	10 个	封口处带有钢丝，150 mm×230 mm
	采便管	1 盒	含培养基
	采尿管	10 个	50 mL 离心管
	采血管	10 个	4 mL 促凝
	采血针	10 个	7♯针头
	吸管	1 支	5 mL
	吸头	1 个	小号
	采样勺	1 把	不锈钢药匙
	试管架	1 个	折叠式
	螺口试管	40 支	中号
	无菌平皿	10 个	70 mm

续表

内置单元	配置物品	数量	简要技术规格
防护用品及测量单元	温湿度计	1支	—
	中心温度计	1支	—
	酒精灯	1个	不锈钢材质
	生理盐水	1瓶	医用,250 mL
	白大衣	1件	中号
	医用防护口罩	1包	—
	医用防护帽子	1包	—
	医用乳胶手套	2双	一次性独立包装
	酒精棉球	1盒	医用,独立包装
现场采样辅助用品单元	记号笔、签字笔	各1支	黑色
	标签纸	5张	中号
	医用剪刀	1把	12.5 cm,直尖
	医用敷料镊	1把	12.5 cm
	压舌板	1包	木质,一次性
	医用橡皮膏	1卷	压敏胶带
	手电	1个	手摇发电
	止血带	1根	卡扣式
	密封盒	2个	塑料材质
	医用垃圾袋	2个	一次性防生物污染

四、操作方法

(一)防护用品及测量单元

1.温湿度计

(1)目的:测定环境的温度及湿度。

(2)适用范围:一般环境温湿度的测定。

(3)操作方法:①选择测量范围。②选择测量精度。③考虑时漂和温漂。

(4)注意事项:①选择湿度传感器首先要确定测量范围。除了气象、科研部门外,进行温、湿度测控的一般不需要全湿程(0~100%RH)测量。②避免在酸性、碱性及含有机溶剂及粉尘较大的环境中使用。

2.中心温度计

(1)目的:测量食品的中心温度。

(2)适用范围:食物中心温度的测定。

(3)操作方法:直接刺进食品中测量中心温度。

（4）注意事项：前端尖锐，注意不要误伤。

3.医用乳胶手套

（1）目的：用于针对手部的初级防护。

（2）适用范围：手术，医疗物品处理的防护，现场勘查、采样等环境。

（3）操作方法：此处不作详细介绍。

（4）注意事项：①避免被尖锐物品划破、割破。②医用乳胶手套只适用于弱酸,浓度不高的强酸和各种盐类,不得接触强氧化酸（硝酸等）。

4.酒精棉球

（1）目的：皮肤、器械的局部消毒。

（2）适用范围：现场采样物品的消毒。

（3）操作方法：用医疗钳取出，直接擦拭。

（4）注意事项：本物品放置在阴暗处存储,尽量避免阳光长时间照射。本物品为一次性独立包装。

（二）密封采样袋

（1）目的：为病情确定提供实验室依据。

（2）适用范围：广泛适用于水、牛奶、饮料、食物、饲料、肥料、污水、药品等样本的收集和保存。

（3）操作方法（图 3-2-1）：

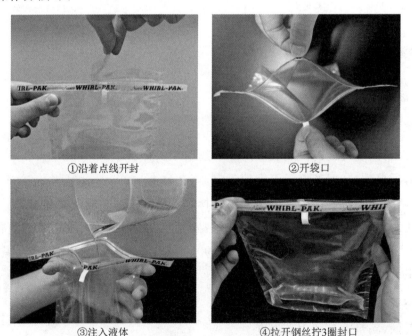

①沿着点线开封　　　　②开袋口

③注入液体　　　　④拉开钢丝拧3圈封口

图 3-2-1　密封袋采样操作

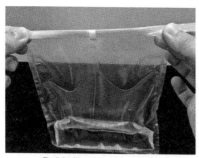
⑤或把袋口钢丝折3次封口

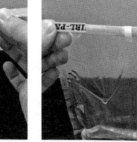
⑥最后把钢丝两端折起

图 3-2-1　密封袋采样操作(续)

五、注意事项

（1）不可在 82 ℃以上使用。

（2）容量不可超过钢丝折叠 3 次时的高度。

（3）操作时，注意无菌操作。

（郭东北　温乐基）

第三章

临床生物样本采集

临床生物样本是指患者少许的血液、排泄物(如粪便、尿液)、分泌物(如痰、鼻分泌物)、呕吐物、体液(如胸腔积液、腹腔积液)和脱落细胞(如食道、阴道)等样本。这些样本使用医学实验室技术和方法对其进行检验,依照一定标准,作为判断患者有无异常存在的依据。生物样本采集应获得主管部门伦理委员会批准,如果采集对象为人,应保障被采样人的知情同意权,向其告知采样的时间、地点、方法以及采样中和采样后的注意事项。进行具有侵入性或潜在危害性风险的程序时,需取得被采样人的书面同意。样本采集全程,应充分保护被采样人的隐私,措施要与申请信息的类型和采集的原始样品相适应。

一、实训目的

(1)掌握标本采集的原则。

(2)掌握血标本、尿标本、粪标本、痰标本、分泌物标本的采集方法。

二、原理

患者是传染性疾病的主要传染源,其临床生物样本病原体含量远高于环境、食物的病原体含量,正确的采样才能为临床诊断和治疗提供科学依据。因不同疾病侵犯的脏器不同,血清、尿液、粪便和痰液等所含病原体浓度有一定差异,因此,要科学选择临床标本采样对象。

三、实验准备

(一)被采样人准备

1.血液标本采集前的被采样人准备

在进行血液采集前,被采样人应避免剧烈运动。原则上被采样人采样前应充分休息,精神状态稳定,采样部位血液循环通畅。采血前应主动述诉近期的生理及药物使用状况,作适当解释,以消除疑虑和恐惧。

2.尿液标本采集前的被采样人准备

收集尿液前被采样人应保持情绪稳定,禁止剧烈运动;收集时禁止使用抗利尿或利尿药物。应根据不同实验要求,通过不同取样方式留取不同种类的尿液标本和与其对应的 24 h 尿量,如有需要,根据相关项目检测要求正确使用防腐剂。

3.粪便标本采集前的被采样人准备

收集粪便前被采样人应禁止服用对粪便检查有影响的食物、药物(潜血检测化学法禁止服铁剂及限定素食三天后留取标本)。标本留取时,要按照规定的标本量,以防标本量过多或过少影响检测结果。

4.痰液标本采集前的被采样人准备

痰液标本采集前需要被采样人在清晨清水漱口,然后用力将深部痰液咳出。应避免唾液、鼻涕等混入痰液中而对检测结果产生影响,以晨痰为宜。

5.其他生物样本采集前的被采样人准备

①阴道分泌物标本的采集:被采样人应在采集前三天内避免性生活、阴道冲洗或用药。②脑脊液和浆膜腔积液标本采集:应使被采样人尽量减少运动以保持平静,要求被采样人安静 15 min 后卧床进行采集,配合采集标本,并在标本采集后卧床休息。③精液标本:一般由被采样人自行留取,采集精液标本前需禁欲 3～7 天(禁欲亦包括正常性生活、遗精及手淫),禁止服用化学药物如呋喃、烷基化物、激素、安体舒通、5-羟色胺、单胺氧化酶抑制剂、环磷酰胺、四氨喋呤以及阿司匹林等。④前列腺液标本:一般由专业医务工作者采集,采集前需禁欲 3～5 天,检查之前要排空粪便和尿液。

(二)样本采样容器准备

根据不同检测项目的检测要求,标本采集试管、抗凝剂、适用的检测项目和采血量等见表 3-3-1。真空管使用顺序:血培养/无添加剂管→蓝色/黑色帽管→红色促凝/去热源特殊管→黄色帽管→紫色帽管→绿色帽管(肝素锂、肝素钠等),各管采血后颠倒混匀5～8 次。

表 3-3-1 常用样本采集容器

标本	内含物	适用检测项目	采集量	备注
全血/血浆	EDTA-2K	血常规、异常红白细胞检查、糖化血红蛋白、胸腹水常规、甲状旁腺激素、血氨、促肾上腺皮质激素、皮质醇、淋巴细胞亚群、基因检测,血型、血型复检、交叉配血、不规则抗体筛查、醛固酮等	2～3 mL	不可凝固
	肝素锂	结核感染 T 细胞	2～3 mL	不可凝固
	枸橼酸钠/柠檬酸钠	凝血筛查、D 二聚体、FDP、AT3、血栓弹力试验、血栓四项、肝素结合蛋白、狼疮抗凝物等	2～3 mL	不可凝固

续表

标本	内含物	适用检测项目	采集量	备注
血清	促凝剂	常规生化和急诊生化(肝功、肾功、电解质、心功、血脂、淀粉酶等)、体液免疫、尿微量白蛋白/尿肌酐,24小时尿电解质/尿蛋白、术前四项、乙肝两对半、降钙素原、IL-6、甲状腺激素、性激素、肿瘤标志物、抗核抗体谱、TORCH、细菌抗体测定(隐球菌、幽门螺杆菌)、梅毒滴度、胃功能等	3~5 mL	不可溶血
	无添加剂	产前筛查等	3~5 mL	不可溶血
	去热源特殊管	真菌 D-葡聚糖试验、曲霉菌试验(GM)	试管相应刻度	不可溶血
尿管	无添加剂	尿常规、尿妊娠试验等	8~10 mL	
大便采样器	无添加剂	大便常规＋隐血	一平便勺	
无菌杯或无菌管	无	真菌涂片、一般细菌涂片及培养	详见微生物采集表	保持无菌
注射器	无	血气分析	大于1 mL	不可凝固,且密封
血培养瓶	细菌培养液	需氧瓶＋厌氧瓶	8~10 mL	

四、实验操作

生物样本采集的实验操作遵循以下通用原则,如采集申请信息和被采样人容器信息标注应清晰准确;样本采集前严格进行信息核对;根据项目要求采集适量样本,过少或过多均不符合检验要求;盛放标本的容器必须符合项目要求,清洁干燥;严禁在输液同侧采集标本送检;真空采血管应按一定顺序进行采血等。然而,不同检验项目样本的采集也具有一定的差异,采集时应加以了解和注意。

(一)血液样本采集

1.物品准备

(1)静脉血。

止血带、一次性垫巾、无菌棉签、安尔碘、一次性采血针、负压真空管(数量和种类根据要求选取后检查有效期及有无漏气)、放置采血后废弃的针头专用回收锐器容器、污物桶、手消毒液、放置血液样本容器。

(2)末梢血。

一次性采血针、安尔碘、无菌棉签、40 μL微量吸管、子弹头(EDTA-2K抗凝管)、放置采血后废弃的针头专用回收容器、污物桶、手消毒液、放置血液样本容器。

2.采血前步骤

(1)妥善穿戴好帽子、口罩、手套等生物防护用品。

(2)止血带、一次性垫巾、无菌棉签、安尔碘、一次性采血针、负压真空管(数量和种类根据要求选取后检查有效期及有无漏气)、放置采血后废弃的针头专用回收锐器容器、污物桶、手部消毒液、放置血液样本容器。

（3）核查被采样人信息是否一致，如有空腹及特殊要求的项目，应按要求进行采血前禁食 8～12 h，采血前一天避免吃高脂肪、高蛋白类食物，避免饮酒。静脉采血管的选择：根据采样信息，选择对应类型的真空采血管。

3. 采血

（1）静脉血。

①在穿刺部位肢体下放一次性垫巾、止血带。

②在穿刺部位肢体 5～10 cm 处扎上止血带，但不能太紧使受试者不舒服，止血带的捆绑时间不应超过 1 min，嘱被采样人握拳，使静脉充盈显露。

③在穿刺处用安尔碘消毒穿刺部位，由中心向外呈螺旋式进行消毒，消毒范围为直径 8～10 cm。注意消毒过的地方不能重复涂抹，在涂抹的过程中棉签必须同时旋转。如果手臂皮肤不足够干净的则需重新擦拭。

④穿刺：使用真空采血技术。摘掉静脉穿刺针上的保护套，针头斜面朝上进行静脉穿刺，穿刺角度以 15°～30°为宜。穿刺成功后，用对应的负压真空管采集静脉血。

⑤一次多管采集血液时，采血管顺序为"血培养/无添加剂管→蓝色黑色帽管→红色促凝/去热源特殊管→黄色帽管→紫色帽管→绿色帽管（肝素锂、肝素钠等）。

（2）末梢血。

①工作前准备，确保穿刺用的所有采血用品（一次性采血针、碘伏、棉签、子弹头，40 μL 微量吸管等）准备好。

②戴好帽子、口罩、手套；登录排队管理系统，叫号。

③查对电脑上患者姓名、年龄、性别、检验项目与患者是否吻合。

④常选择左手中指或无名指指端内侧，先用碘伏棉签消毒，然后用一次性采血针穿刺，穿刺深度约为 3 mm，让血液自然流出，用消毒棉球轻拭去第一滴血后，将血液收集在子弹头（EDTA-2K 抗凝管）里，0.2～0.3 mL。

⑤用干棉球压住穿刺部位，嘱被采样人按压 2～3 min。

⑥用手指轻弹子弹头混匀，马上送检。

4. 采血后处理

（1）松开止血带，嘱被采样人松拳，将棉签或棉球置于采血点，迅速拔出针头，压迫采血点，同时让被采样人自行轻压棉签 3～5 min（如果被采样人有出血倾向，如紫癜、免疫性血小板减少症、血液病等，要压迫 5～10 min 直到无血渗出），同时告知患者取报告时间。

（2）采血完毕，将采集的血液样本放入专门的血样本容器中（加抗凝剂的血液样本需采血后及时上下轻轻颠倒混匀 5～8 次）；更换一次性垫巾、止血带，做好手部消毒；若手套沾有血液，换掉手套；采集中产生的医疗垃圾按规定分类处理。

（3）晕针的处理。

应立即拔针，将被采样人由坐位或站位改为平卧位，以增加脑部供血量。口服温开水或热糖水,适当保暖,数分钟后即可自行缓解。较严重者指压人中、合谷穴,然后将被采样人抬到空气流通处,清醒后安慰被采样人不要紧张。

对老年人或有心脏病的被采样人,应防止发生心绞痛、心肌梗死或脑部疾病等意外,对个别过敏体质患者应做好应急措施,备好抢救药物,以防意外事故发生。若病情危急医生可配合使用其他治疗方式或采用急救措施。

5.注意事项

(1)静脉血。

①严格执行无菌及消毒操作,避免样本污染。

②认真核对采集信息,以免差错。

③采集量准确,所采集的样本符合项目要求。

④用含有添加剂的采血管采集血液样本后,立即将试管上下轻缓颠倒混匀5~8次,使血液与抗凝剂充分混匀。

⑤血糖、血脂等饮食会影响测定结果,故相关检测应空腹抽血。有些食物成分如高蛋白、高脂肪等可引起血液中蛋白、血脂、尿酸增高等。

⑥药物影响:如异烟肼、庆大霉素、氨苄青霉素可使谷丙转氨酶活性增高,咖啡因可使胆红素增加。因此,建议检查前几天就停止使用有干扰的药物,且申请单最好能注明近期用药情况。

⑦新采集样本室温放置不超过 4 h,4 ℃保存不超过 8 h,长时间保存需在冰冻条件下,且只能冻融 1 次。

⑧凝血因子相关检测。若样品不能在采集后 4 h 内检测,应分离血浆并转移至洁净干燥且符合要求的试管中,将试管加盖并保存在−20 ℃,在 2 周内完成检测。进行疟原虫检查的静脉血样品应在采集后 1 h 内同时制备厚片和薄片,如果超过 1 h,应提示处理时间。

⑨一般免疫检验、维生素(组合)、免疫手工杂项等用促凝剂＋分离胶收集样本,采样量 3~5 mL,若检验项目较多,应适当增加采样量。血常规、糖化血红蛋白检验用 EDTA-2K 抗凝管收集样本,采样量约 2 mL。凝血四项、D-二聚体等用枸橼酸/柠檬酸钠(0.2 mL)抗凝管收集样本,采样量必须准确为 1.8 mL。血沉用枸橼酸钠管,采样量在管子上两个杠中间即可。

⑩除少数静脉取血有困难的被采样人(如婴儿、大面积烧伤或需频繁采血进行检查的被采样人)外,尽可能使用静脉穿刺方式采集样品。选择血管,常用头静脉、肘正中静脉、前臂内侧静脉,小儿可采用颈外静脉、大隐静脉。

(2)末梢血。

①采血前应核对好姓名和检验项目,明确样本要求。

②血常规用 EDTA-2K 抗凝管收集血样本后,轻弹混匀,使血液与抗凝剂充分混匀。

③据情况选用皮肤完整的肢体末端,采血部位应无炎症或水肿。

④末梢采血切忌用力挤压,以免混入组织液或导致血液凝固而影响检验结果。

6.采血后渗血、皮下瘀斑、血肿的原因及处理

（1）主要原因。

①压迫止血面积太小：静脉抽血时采血针不仅要刺破皮肤表面，还要扎入静脉血管，所以皮肤表面的针眼并不一定与血管壁上的针眼在一个点上。按压时仅用一根手指压住皮肤表面的出血点，未必能有效按压住血管上的出血点，可能发生渗血、淤血。正确的做法是：拔针后用另一只手的食指、中指、无名指3根手指同时按压拔针部位，无名指压住进皮肤针孔，另2根手指压迫血管就可止住血了。

②边按边揉：抽完血后按压时轻揉出血处会使血小板不易聚集，血栓不易形成，不仅不能止血，相反会加速出血，应只压不揉。

③按压时间过短：正确方法是用3根手指坚持按压3～5 min，若被采样人年龄较大、血小板异常或患有血液病，按压时间应相对再长些。

④一会儿一看：抽完血后有人过于紧张，压迫止血时一会儿一看，使止血过程延长。应坚持按压3～5 min后再观察。

⑤袖子勒得过紧：抽血后如果上臂衣服太紧，导致血液回流不畅，就可能引起渗血。正确的做法是在抽血后按压止血的同时，要拉下上臂衣袖，避免影响血液正常回流。

⑥被采样人自身的凝血功能差，凝血时间延长。常见于患血液系统疾病、肝硬化、胆道系统疾病等的患者。

⑦在穿刺过程中反复穿刺引起血管的损伤，这种情况常见于穿刺困难、血管脆性大的病人。如老年人，通常在抽血中或抽血后立即在穿刺部位皮下出现渗血，引起局部肿胀。

（2）处理方法及康复时间。

刚抽血之后可用冰敷，使收缩血管而止血；可在次日后再用温热毛巾避开针眼敷10～15 min，促进瘀血的吸收；也可用马铃薯切片后敷在瘀斑上；保持局部的清洁；经上述处理后，瘀斑可在7～14 d后渐渐吸收消退。

（二）尿液样本采集

1.尿液采集前准备

准备一次性使用干净尿杯（一次性使用、清洁、无渗漏、无颗粒；材料与尿液成分不发生反应；容器和盖均无干扰物附着），捆绑被采样人唯一性标志信息于条码上并贴标签（标签包括姓名、性别、年龄、登记号、项目名称、住院号、科别、床号、样本采集时间）。微生物检测尿样本应使用无菌干燥容器收集。

将尿杯与试管交给被采样人（交给时核对标签信息）留取尿液样本，医护人员应口头或书面指导被采样人如何正确收集尿液样本及告知注意事项（包括洗手清洁、信息核实、最少留尿量、避免污染和干扰源、容器加盖、记录样本留取总量等）。

2.采集流程

（1）尿常规检测：清洁外阴，避免污染，取中段尿液。留尿时将前段尿液丢弃，中段尿液置于干燥洁净的容器内，加盖及时送检。

（2）尿红细胞位相检测:未大量喝水和输液的前提下取中段尿液,采集后立即检测, 1 h 内检测为佳。

（3）尿液渗透压检测:需禁食禁水 12 h,其余尿液杂项取晨尿或随机尿液 12 mL,置 于干燥洁净的容器内,及时进行检测。

（4）24 h 尿液样本:早上 6 点排一次小便弃去。6 点之后直到第二天早上 6 点的小 便全部收集在小桶里,放冰箱冷藏（2～8 ℃）或倒入防腐剂保存。称取尿液净重量或者 量取尿液体积。24 h 尿液样本采集时需使用防腐剂,如浓盐酸、二甲苯、硼酸盐等,防腐 剂具有一定的毒性或腐蚀性,易挥发,请勿让无关人员接触。如不慎污染用大量流水冲 洗,如有不适应及时就医。

（5）尿液样本采集后的运送:住院部应将被采样人留好的样本交给样本运送人员, 由样本运送人员送至检验科;门、急诊被采样人可将样本送至护士站指定地点或直接将 样本放置在检验科检测窗口的待检样本处。

3.防腐剂使用注意事项

24 h 尿液样本采集时需使用防腐剂,如浓盐酸、二甲苯、硼酸盐等,防腐剂具有一定 的毒性或腐蚀性,易挥发,请勿让儿童接触。如不慎沾染皮肤或黏膜,用大量流水冲洗, 如有不适应及时就医。

（三）粪便样本采集

1.采集前准备

留取粪便样本前被采样人应禁止服用对粪便检查有影响的食物、药物（潜血检测化 学法禁止服铁剂及限定素食 3 天后留取样本）;大量维生素 C 或其他抗氧化物可能会造 成大便隐血假阴性反应,采集前应禁食;连续检测 3 天,并选取外表及内层粪便,收集粪 便后应立即送往实验室,以免因长时间放置使隐血反应的敏感性降低。

2.采集流程

常规检验留取新鲜指头大小（约 5 g）即可,应选择其中脓血黏液等病理成分送检,若 无病理成分可多部位取材送检。放入干燥、清洁、无吸水性的有盖容器（内含小勺）内送 检,样本采集后应在 1 h 内完成检测,否则可因 pH 及消化酶等影响,使粪便中细胞成分 破坏分解。不能取尿盆或粪盆内的粪便样本送检,避免污染或破坏粪便有形成分而干 扰检测结果。寄生虫检验的粪便样本必须新鲜,送检时间一般不宜超过 24 h。原虫滋养 体检查应在排便后迅速送检并立即检查,若在冬季需采取保温措施。

（四）痰液样本采集

1.自然咳痰法

以晨痰为佳,采集标本前被采样人应用清水、冷开水漱口或用牙刷清洁口腔和牙 齿,有假牙者应取下假牙,尽可能在用抗菌药物之前采集标本。用力咳出呼吸道深部的 痰,痰液直接吐入无菌、清洁、干燥、不渗漏、不吸水的广口带盖的容器中,标本量应≥ 1 mL。咳痰困难者可用雾化吸入加温至 45 ℃的 100 g/L NaCl 水溶液,使痰液易于排出。标本应尽快送检,不能及时送检的标本,应于室温下保存≤2 h,冷藏保存不宜超过 24 h。

2.小儿取痰法

用弯压舌板向后压舌,将拭子伸入咽部,小儿经压舌刺激咳嗽时,可喷出肺部或气管分泌物粘在拭子上送检。若为幼儿还可用手指轻叩其胸骨柄上方,以诱发咳痰。

3.其他取痰法

其他取痰法有支气管镜采集法、防污染毛刷采集法、环甲膜穿刺经气管吸引法、经胸壁针穿刺吸引法和支气管肺泡灌洗法,均由专业人员按相应操作规程采集,但必须注意采集标本时尽可能避免咽喉部正常菌群对样本的污染。

(五)分泌物样本采集

1.女性阴道分泌物

(1)白带常规

白带常规检查样本采集由临床医师负责,采集后立即送往实验室。采集容器应清洁,一般采用生理盐水浸湿的棉拭子于阴道深部或阴道后穹窿、宫颈口等处取样,采用生理盐水涂片法观察阴道分泌物。使用密闭的容器送检,阴道毛滴虫的检查样本需立即送往实验室,必要时恒温 25～42 ℃送检。月经期间不宜进行白带检验。

(2)人乳头瘤病毒(HPV)检测

使用试剂盒提供的配套拭子,在取样前用另外的拭子或棉球将宫颈口外区域的黏液抹去,将配套拭子插入宫颈管内通过鳞柱状上皮交界处,直至看不见拭子头。旋转拭子 15～20 s 后取出,不要碰到宫颈外及阴道壁。将取样后的拭子放入洁净干燥的样品处理管中,样本应立即送往实验室。

2.男性尿道分泌物

采用配套拭子于尿道取样,被采样人在取样前至少 1 h 内不要小便。将拭子插入尿道 2～4 cm,旋转 3～5 s 后取出,将取样后的拭子放入洁净干燥的样品处理管中,立即送往实验室。

3.伤口分泌物

用无菌盐水或浓度 70％乙醇拭去表面渗出物,尽可能抽吸或将拭子深入伤口,紧贴伤口前沿旋转取样,伤口分泌物多用于细菌学检查。取样后应将拭子放入洁净干燥的无菌管或无菌杯中,样本应立即送往实验室。

(六)脑脊液样本

1.采集要求

脑脊液需由专业人员采集,一般行腰穿,必要时从小脑延髓池或侧脑室穿刺采集。将脑脊液分别收集于 3 个无菌试管内,每管 1～2 mL,第一管做化学或免疫学检测;第二管做病原微生物学检测;第三管做理学和显微镜检查。样本采集时,细胞计数管应避免样本凝固,遇高蛋白样本时可用 EDTA 抗凝。

2.注意事项

样本采集后无特殊处理要求,应立即(不超过 1 h)送往实验室,久置可致细胞破坏,影响细胞计数及分类检查,还会使葡萄糖分解使含量降低,导致病原菌破坏和溶解。病原微生物检验样本必须室温送检,以免冷藏致某些微生物死亡。

(七)浆膜腔积液

1.样本采集

浆膜腔积液样本包括胸腔积液、腹腔积液、心包积液和关节腔积液等。浆膜腔积液样本的采集由临床医生穿刺获得,常规检测及细胞学检查留取 2 mL,化学分析留取 2 mL,厌氧培养留取 1 mL,检查抗酸杆菌则留取 10 mL。

2.注意事项

样本均需及时送检,若无法及时送检可加入 10％乙醇置 2～4 ℃保存不超过 2 h。为防止积液凝固,可用 EDTA-2K 抗凝常规检测和细胞学检查管;肝素抗凝化学分析管除留取上述样本外还应另留取一管不添加抗凝剂的样本,用于观察样本凝固性。

(八)精液样本采集

1.采集流程

精液样本采样前应禁欲为 2～7 天,如需多次采集样本,每次禁欲时间均应尽可能一致。临床医生或实验室应向被采样人提供关于采集精液样本的书面或口头说明,强调精液样本采集需完整,应采集一次完整的精液量,不能有丢失,若有丢失应及时告知实验人员,实验人员应在检验报告中注明。

2.注意事项

应使用专用或指定清洁干燥广口容器收集精液,容器必须注明被采样人的姓名、性别、年龄和识别号、禁欲时间,样本应保存在 20～37 ℃环境中,并尽快送检。

(九)前列腺液样本采集

1.采集流程

前列腺液样本由临床医生行前列腺按摩术采集,样本采集前 3 天禁欲。前列腺按摩指征应明确,一般用于慢性前列腺炎症,疑有前列腺急性炎症、脓肿、结核或肿瘤且压痛明显者,应慎重采集样本。

2.注意事项

按摩时用力要均匀适当,并按一定方向进行,避免因反复强力按压造成不必要的损伤。样本采集时应弃去流出的第 1 滴前列腺液,并将前列腺液采集于洁净玻片上,立即送往实验室。

(十)骨髓样本采集

1.采集流程

骨髓样本采集一般由专业人员负责;实验室人员应参加骨髓涂片的制备和保存。

成人首选髂后上棘,其次是髂前上棘;胸骨也是采集部位之一,常被用于髂骨穿刺取材不能解决但又需更多了解骨髓造血情况时;3岁以下儿童常取胫骨或棘突。

2. 注意事项

抽吸骨髓液一般以 0.2 mL 为宜,在样本凝固前制片 6～8 张,对疑似急性白血病被采样人则需涂片 8～10 张;一般应同时采集并制血片 2 张,标记被采样人姓名、捆绑唯一信息条码,立即送往实验室。

五、样本采集后的注意事项

(一)检验样本的保存与运送

样本保存和运送是检验质量保证的重要环节之一,采集的样本受各种因素的影响,可能使检验结果引起或大或小的误差,因此必须正确掌握样本保存和运送的方法。临床上,样本保存和运送的基本原则是样本采集后应立即送检,如受各种条件限制,不能立即送检,应将样本放置于阴凉、稳妥处,避免样本受热、破损,必要时需冷藏放置。同时,样本从采集部门输送到临床实验室应注意下列问题:

1. 专人输送

除门诊被采样人自行采集的某些样本允许被采样人自行送往实验室外,其他情况原则上一律由医护人员或经培训合格的护工输送;送往外院或委托实验室的样本同样要求,如外院或委托实验室有专人接收及输送,该人员必须经专业培训、具备相应知识(如运输途中保证样本质量不受影响、保证样本送达实验室的及时性,样本输送过程中的安全性及发生意外时的处理措施等),并经该实验室负责人授权。

2. 保证样本输送途中的安全性

样本应视为具有生物危害的物品,防止过度震荡,防止样本容器破损,防止样本被污染,防止样本及唯一性标志丢失和混淆,防止样本污染环境,防止样本蒸发等。送往外院或委托实验室的样本应有冷藏或保温设备,防止样本因温度过高变质(如酷暑),也防止因温度过低冷冻而溶血(如严寒),运送途中还严防阳光直接照射。对有特殊要求的样本应按要求运送,如:乳酸、血氨、促肾上腺皮质激素等需要保持低温,故应在运送样本的容器内放入冰袋,并及时送检。对于疑有高致病性病原微生物的样本,应按《病原微生物实验室管理条例》的相关要求输送。

3. 保证输送的及时性

样本采集后应及时送检,由于样本在试管中仍然会继续进行代谢作用,影响某些检测值的准确性,有些检测项目的样本(如血气分析等)应立即送检。考虑到样本送达实验室后,实验前尚需要一定时间进行前处理,因此样本采集后送至实验室的间隔时间作如下规定:

(1)采样后须立即送检的常规项目:血氨、乳酸、血沉、血气分析以及各种细菌培养,特别是厌氧菌培养。

(2)采样后 30 min 内送检的常规项目:血糖、电解质、血液细胞学、体液细胞学、涂片观察细菌、霉菌、血栓及止血检查等。

（3）采样后 60 min 内送检的常规项目：血液流变学，各种蛋白质类、色素类、激素类、脂类、酶类、抗原、抗体的测定等。

（4）样本的采集时间（最好精确至"秒"）应有记录，收到样本的时间也应有记录。

（二）检验样本的接收与拒收

检验科只接收本科室所负责检测的或委托外送检测的合格临床样本，对于非本科室检测或采样不合格的样本，检验科有权不予接收，但需同时与被采样人或临床医生做好沟通并记录。

1. 检验样本的接收

（1）医学检验科样本接收人员必须明确医学检验科接收样本的范围，非本科室接收范围内的样本不予受理。

（2）样本接收人员将待检样本进行核对和验收，仔细检查样本的标识、容器、抗凝剂、样本量、样本性状（如凝块、溶血等）是否符合相关检测要求，以及样本是否与检验申请相符。

（3）对样本信息不详，或错误标识，或使用抗凝剂和采血管不当，抗凝样本凝固，严重溶血或脂血，与检验申请不符的样本均可视为不合格样本。实验室专业负责人同意并有项目检验人员签字，及时与临床沟通。

2. 检验样本的拒收

有下列情况时可考虑样本拒检：①样本属性不清、信息不详、标记错误或无标记、样本标识与申请单标识不符；②需抗凝的样本凝固；③样本量不足或过多；④抗凝剂比例错误；⑤样本采集管使用错误；⑥储存、运送不当（需冷藏而未冷藏的样本），被污染的微生物样本；⑦痰、粪便样本已干；⑧其他各种不规范留取、送检的样本，请按以下要求规范采集，否则视为不合格样本。

（1）针对检验前发现的不合格样本，由样本接收人员或检验人员撤消接收，样本接收人员或检验人员在 LIS(laboratory information system) 中选择拒签/撤消的原因，录入系统后通知临床相关医护人员及时处理，并在 LIS 做好登记，必要时可拍照。

（2）针对检测后发现的不合格样本，工作人员须在备注中提示"样本不合格原因、导致的结果异常和进一步处理的要求"等信息后发布报告；若不合格样本为需抗凝的样本凝固，则按检测前不合格样本处理，不能发布报告。如果不合格样本的检测结果属于危急值，则须立即打电话告知临床医生，以免医生根据结果误判病情。如果临床要求重新采样检测，则需要撤销接收后重新采样送检；若临床工作人员要求替换原错误报告，医学检验科工作人员须在获得临床说明后方可回收原错误报告并替换为正确报告。

（3）不合格样本需保留在医学检验科，样本须做好醒目的不符合标记。如果被采样人识别或样品识别有问题，运送延迟或容器不适当导致样品不稳定，样品量不足，样品对临床很重要或样品不可替代，而实验室仍选择处理这些样品，应在检验报告中说明问题的性质，如果必要，在备注中详细说明对结果的影响。在检验全过程，检验人员需充分考虑被采样人隐私，保护措施需与操作重要性相适应。

六、其他对检验项目检测结果有影响的因素

在临床工作中,临床医生面对尿沉渣报告中极少量的红细胞,会针对女性被采样人与男性被采样人,给予不同的解读。但是对未怀疑的疾病,检验室居然出现阳性报告,临床医师绝不能掉以轻心,简单认定检验报告有误,应小心求证以得到正确的解释。被采样人状态是影响检验结果的内在的生物因素,包括固定的因素和可变的因素两个方面。固定的因素如年龄、性别、民族等,它们的参考区间是不同的。分析前的质量保证工作考虑的主要不是这方面的因素。可变的因素如被采样人的情绪、运动、生理节律变化等为内在因素;饮食、药物的影响等为外源性的因素。其他甚至如采取血样本时体位、止血带绑扎时间等都可能影响检验结果,造成判读的偏差。下面就影响检验项目性能或结果的主要因素予以简单介绍。

(一) 情绪

首先被采样人对采集样本时的恐惧、紧张情绪,有时造成样本采集的失败,尤其在骨髓、脑脊液、胸腹水穿刺时,偶尔静脉采血时也会发生这种情况。有研究指出,被采样人处于激动、兴奋、恐惧状态时,可使血红蛋白、白细胞增高。情绪波动、紧张会影响神经-内分泌系统的功能,使血清游离脂肪酸、乳酸、血糖等升高,故采血前被采样人情绪应保持稳定,同时,护理(采血)人员应向被采样人做适当的解释,以消除被采样人不必要的疑虑和恐惧。

(二) 运动

运动可使丙氨酸氨基转移酶(ALT)、天门冬氨酸氨基转移酶(AST)、乳酸脱氢酶(LDH)、肌酸激酶(CK)等暂时升高,还可引起血中钾、钠、钙、白蛋白、血糖等成分含量的变化。劳累或受冷、热空气刺激,往往可见白细胞的增高,故一般需在患者安静状态下采集样本。活动的影响可分暂时性和持续性两类。暂时性影响如使血浆脂肪酸含量减少,丙氨酸、乳酸含量增高。持续性影响,如激烈运动后使 CK、LDH、ALT、AST 和血糖检测(GLU)等的测定值升高,有些恢复较慢,如 ALT 在停止运动 1 h 后测定,其值仍偏高 $30\% \sim 50\%$。故一般主张清晨抽血,住院患者于清晨起床前抽血,门诊患者应至少休息 15 min 后抽血。

(三) 体位

体位影响血液循环,由于血液和组织间液因体位不同导致平衡改变,细胞成分和大分子物质的改变较为明显,例如由卧位改为立位,血浆白蛋白(ALB)、总蛋白(TP)、酶、Ca、胆红素、总胆固醇(CHOL)及甘油三酸(TG)等浓度增高;血红蛋白(Hb)、红细胞比容(HCT)、红细胞(RBC)等亦可增加。而体位从立位改为卧位时血红蛋白下降 4%;红细胞压积下降 6%;K^+ 下降 1%;Ca^{2+} 下降 4%;ALT 下降 7%;AST 下降 9%;碱性磷酸酶(ALP)下降 9%;IgG 下降 7%;IgA 下降 7%;IgM 下降 5%;三酰甘油(TG)下降 6%;甲状腺素(T4)下降 11%。故采集样本时要注意保持正确的体位和保持体位的一致性。

(四) 昼夜生理变化

有些血液成分日间生理变化较大,因此应相对固定采血时间,一般以清晨空腹抽血为

宜(急诊项目除外)。此外,还应考虑患者的生物钟规律,生长激素于入睡后会出现短时高峰;胆红素、血清铁含量以清晨最高;血浆蛋白在夜间降低;血液中 Ca^{2+} 含量往往在中午出现最低值,故采血应在相同时间进行。部分血液项目在昼夜的生理变化见表 3-3-2。

表 3-3-2　部分血液成分昼夜生理变化

分析物	峰值时间/h	谷值时间/h	范围(日均值的%)
钾	14～16	23～1	5～10
铁	14～18	2～4	50～70
磷酸盐	2～4	8～12	30～40
血红蛋白	6～18	22～24	8～15
TSH	20～2	7～13	5～15
T4	8～12	23～3	10～20
生长素	21～23	1～21	300～400
泌乳素	5～7	10～12	80～100
醛固酮	2～4	12～14	60～80

(五) 饮食(含饮料、抽烟)

人们饮食的多样性,消化、吸收及代谢等的生理功能又各不相同,因此控制这一因素的唯一办法是空腹采集样本,特别是血液样本。通常是早晨空腹采血,但空腹并非时间越长越好,空腹一般指禁食水后 8 h,空腹时间过长,被采样人处于饥饿时间过久,可使血糖、蛋白质含量降低,胆红素、TG 和游离脂肪酸含量升高。但急诊检验及受饮食影响较少的检验项目如某些抗原、抗体的测定,某些酶类、尿素、肌酐、胆固醇测定等,则不受其限制。

(1) 一顿标准餐后,可使血甘油三酯(TG)含量增高 50%、葡萄糖(GLU)含量增高 15%。

(2) 进食高碳水化合物食物,可引起 GLU 增高。进食高蛋白或高核酸食物,可引起血氨、血尿素氮(BUN)及尿酸(UA)含量增高,但不影响尿肌酐含量。高脂肪症患者餐后 2～4 h 采血,多数人 ALP 含量增高,且可引起 TG 含量的大幅度增高,故检测血脂成分应禁食含高脂肪食物 3 天。高比例不饱和脂肪酸食物,可降低胆固醇含量;香蕉、菠萝、番茄可使尿液 5-羟色胺增加数倍。

(3) 餐后采集的血液样本,其血清常出现乳糜状,可影响到许多检验测定的正确性。

(4) 饮料如咖啡可使淀粉酶(AMY)、AST、ALT、ALP、促甲状腺激素(TSH)、GLU等升高。而其他含咖啡因饮料,可使血浆中游离脂肪酸含量增加,并使肾上腺和脑组织释放儿茶酚胺。

(5) 酒可使 GLU 降低,使血浆 TG、γ-谷氨酰转移酶(GGT)、高密度脂蛋白胆固醇(HDL-Ch)、乳酸、尿酸盐、乙醛、乙酸等含量升高。故患者在采血前 24 h 内应避免饮酒。长期饮酒者高密度脂蛋白胆固醇含量偏高、平均血细胞体积增加、谷氨酰转肽酶亦较不饮酒的患者高,甚至可以将这三项作为嗜酒者的筛选检查。

（6）抽烟可使儿茶酚胺、胃泌素、皮质醇、生长激素、碳氧血红蛋白、血小板压积、癌胚抗原含量升高，使免疫球蛋白降低。

（六）药物的影响

药物对检验的影响非常复杂，因为药物众多，每种药物对每项检验结果影响的研究还不可能完全做到，中药方面的了解则更少。故在采样检查之前，以暂停各种药物为宜，如某种药物不可停用，则应了解可能对检验结果产生的影响。

（七）脂血

脂血的主要影响如下：①被分析物分布非均一性。②血清或血浆中水分被取代，有时可达 10% 左右。③对吸光度的干扰。④物理化学机制的干扰。如样本中的脂蛋白整合亲脂成分，降低与抗体的结合，并影响电泳和层析。

（八）溶血

溶血样本对若干常用检测结果的影响见表 3-3-3，表中第一列为检测项目的名称，第二列为该检测项目在红细胞内的量与在血浆中的量的比值，第三列是该检测项目在目前的常用的检测方法中，溶血标本血浆中的量与正常标本血浆中的量的比值，该比值越大，意味着溶血对这个指标的影响就越大。

表 3-3-3 溶血样本对检测结果的影响

检验项目	红细胞/血浆	溶血样本/正常样本
氯	0.5	1.05
钾	22.7	1.91
磷	0.78	2.64
钙	0.1	0.96
ALT	6.7	2.2
AST	40	3.59
LDH	180	8.04
CK	0	14.08
CREA	1.63	1.94
URIC	0.55	0.5
GLU	0.82	0.91
BUN	0.82	1.14

（九）生理差别的影响

影响检验结果的生理因素可分为可控因素和不可控因素两种。不同年龄组的个体及妇女的妊娠期、月经期，其血液成分有一定的生理差异，特别是激素水平分析，如女性生殖激素与月经周期密切相关；胆固醇在经前期最高，排卵时最低；纤维蛋白原在经前期最高；血浆蛋白则在排卵时减少等。此外，还应注意与病理情况区别，所以检验申请单中必须注明被采样人的性别等信息。

（赵 斌）

第四章

鼠类及昆虫类采样箱

一、实训目的

(1) 掌握鼠类及昆虫类采样箱的组成及基本原理。

(2) 掌握鼠类及昆虫类快速采样方法。

二、原理

鼠类是很多传染病病原体的储存宿主,对鼠类进行采样,可以分离出其体内携带的病原体;昆虫等节肢动物是虫媒传染病的重要传播媒介,对其进行采样,可以分离出其体内携带的病原体。

三、试剂与器材

试剂与器材见表 3-4-1。

表 3-4-1　试剂与器材

配置物品	数量	简要技术规格	备注
捕鼠夹	50 个	钢制	鼠类采集设备单元
鼠袋	20 个	棉布材质,特制	
采蚤布旗	2 面	棉布材质,特制	
采蜱布旗	2 面	棉布材质,特制	
线绳	1 根	棉质 30 m	
白寸带	1 卷	棉质 10 m	蜱、蚤类采集设备单元
布旗杆	4 根	特制	
昆虫收集管	20 个	15 mL 离心管	
手电	1 个	可充电	
放大镜	1 个	微型,10 倍放大	

续表

配置物品	数量	简要技术规格	备注
眼科剪刀	1把	小号,直无钩	
眼科镊子	1把	小号,直尖	
医用辅料镊	1把	14 cm	
医用辅料镊	1把	18 cm	
医用剪刀	1把	12.5 cm	现场解剖器械单元
医用止血钳	1把	—	
白瓷盘	2个	小号	
脱脂棉	1包	无菌密封	
试剂瓶	1个	100 mL	
线手套	2副	—	
医用乳胶手套	2副	独立包装	
医用一次性口罩	1包	符合国家技术规范要求	采样防护用品单元
医用一次性帽子	1包	符合国家技术规范要求	
驱避剂	1瓶	含胺类成分	
防护服	1件	适用于野外作业	
签字笔	1支	黑色	
记号笔	1支	黑色	记录及辅助用品单元
铅笔	1支	2B	
便签	1本	正方形,即时贴	
标签	5张	中格	
医用橡皮膏	1卷	宽度1 cm	—
包装塑料袋	1卷	中号	

四、操作方法

(一)蚊蝇标本

蚊、蝇等可用捕虫网和吸蚊灯捕捉,蚊、蝇应收集50只以上,放入采集管中做好标记并送检。

(二)蚤蜱标本

蚤类、蜱类可用布旗或毛巾在草丛、灌木、地面上拖动一段距离,使它们攀附在布旗或毛巾上。蜱类用镊子夹入试管内,蜱不少于20只,放入采集管中做好标记并送检;蚤类用棉签或毛笔蘸上水粘住迅速放入试管内,蚤应收集50只以上,放入采集管中做好标记并送检。

（三）动物标本

死鼠可装入塑料袋内,做好标记并送检。采集其他动物标本,如体积较大时,可取其血液或者肺、肝、脾、脑等重点脏器浸泡在 10% 甲醛溶液中,放入无菌采集管中做好标记并送检。

（郭东北　温乐基）

第四部分　检验

　　为了进行正确的隔离治疗、消杀灭措施、追溯病原体来源、评估流行病学危害和预防措施,必须基于病原体进行检验。首先要正确、快速采样,然后进行相应的检验,从而准确判断病原体。检验的速度影响着生物威胁应对处置的速度,检验的准确性影响着生物威胁应对措施的有效性。

第一章

现场快速检验箱

在检验中,按照实施检验的场所可以分为两个部分:现场快速检验和实验室检验,现场快速检验是针对突发公共卫生事件,在现场需要快速验证和排除常规生物战剂威胁的特殊情况下采取的快速检测,其优点是反应速度快、实验条件无要求、实验操作简单,缺点是检测的目标病原体非常有限。

一、实验目的

(1)总结生物战剂快速侦检箱的组成及基本原理。

(2)学会生物战剂抗原、抗体(如炭疽杆菌、鼠疫杆菌、布鲁氏菌等)快速检测的方法。

二、原理和用途

(一)炭疽杆菌抗原快速检测试剂

炭疽杆菌是经典的生物战剂,炭疽芽孢对外界具有极强抵抗力,可在环境中长期存活。本试剂采用双抗体夹心法,将炭疽杆菌特异性抗体包被在硝酸纤维素膜上,用于捕捉标本中的炭疽抗原,然后用特异性抗体标记的免疫胶体金探针进行检测。本试剂用于环境中炭疽杆菌的检出和纯培养炭疽杆菌的鉴定。临床标本和污染物(如染有血液或体内渗出物的牲畜皮毛)中的炭疽杆菌抗原,也可用本试剂检出。

(二)鼠疫杆菌抗原快速检测试剂

鼠疫杆菌是经典的生物战剂,在环境中具有较强的抵抗力,如在水、肉汤和潮湿的谷物中可存活数周,在 0 ℃可存活数月到数年,在干痰、蚤类排泄物和被埋葬的尸体中也可存活一段时间。人或动物感染鼠疫后,其淋巴液、血清和尿液中可含有鼠疫杆菌抗原。本试剂采用双抗体夹心法,将抗鼠疫杆菌特异性抗体包被在硝酸纤维素膜上,用于捕捉标本中的鼠疫杆菌抗原,然后用特异性抗体标记的免疫胶体金探针进行检测。本试剂用于环境、污染物和临床标本中鼠疫杆菌抗原的检出，也可用于纯培养鼠疫杆菌的鉴定。临床标本中，淋巴液的检出率高于血清和尿液。

（三）布鲁氏菌抗原检测试剂

本试剂由胶体金标记的兔抗布鲁氏菌抗体及其他试剂组成，采用兔抗布鲁氏菌特异性抗体和羊抗兔 IgG 分别包被硝酸纤维素膜作为检测线和质控线，应用层析式双抗体夹心原理定性检测样本中的布鲁氏菌抗原。本试剂用于环境、污染物和临床标本中布鲁氏菌抗原的检出，也可用于纯培养布鲁氏菌的鉴定。

（四）炭疽抗体快速检测试剂

人和哺乳动物感染炭疽后血清中会出现炭疽杆菌荚膜抗体，而免疫接种所用的炭疽菌苗不带有荚膜，即不产生荚膜抗体。因此，检测血清中抗炭疽杆菌荚膜抗体可用于炭疽的感染诊断。

本试剂将炭疽杆菌荚膜抗原包被在硝酸纤维膜上，用于捕捉标本中炭疽杆菌荚膜抗体，然后用标记的 SPA（金黄色葡萄球菌蛋白 A）的免疫胶体金探针进行检测。怀疑炭疽感染，或有明显接触病死牲畜史，或有加工皮毛职业史，或有使用添置的皮毛制品史并疑似炭疽患者，可用本试剂检测。疑似炭疽杆菌感染的哺乳动物试剂，也可用本试剂检测。

（五）鼠疫杆菌抗体快速检测试剂

本试剂将鼠疫菌 F1 抗原包被在硝酸纤维素膜上，用于捕捉鼠疫菌抗体，用标记了 SPA（金黄色葡萄球菌蛋白 A）的免疫胶体金探针进行检测，可用于哺乳动物鼠疫菌感染诊断。人或哺乳动物感染鼠疫菌 1 周后，出现特异性血清抗体。疑似鼠疫感染的人或哺乳动物，可用本试剂检测。

（六）布鲁氏菌抗体快速检测试剂

本试剂将布鲁氏菌可溶性抗原包被在硝酸纤维膜上，用于捕捉标本中布鲁氏菌抗体，用标记了 SPA（金黄色葡萄球菌 A 蛋白）的免疫胶体金探针进行检测，可用于人或动物布鲁氏菌感染的初筛和快速诊断。人或哺乳动物感染布鲁氏菌 2 周后会出现特异性血清抗体。生活工作在牧区、去过牧区或接触过来自牧区动物的患者出现不明原因发热、肌痛、关节疼痛等全身不适症状，怀疑为布鲁氏菌感染者，可用本试剂检测。疑是布鲁氏菌抗体哺乳动物，也可用本试剂检测。

（七）流行性出血热抗体检测试剂

本试剂用流行性出血热病毒的核蛋白为抗原固相硝酸纤维素膜，应用渗滤式间接法原理，检测血清中流行性出血热抗体。

三、实验材料

实验材料有生物战剂快速侦检箱、乳胶手套、医用一次性口罩等（表 4-1-1、表 4-1-2）。

表 4-1-1 生物战剂快速侦检箱携带的抗原、抗体检测试剂

抗原、抗体检测试剂	规格	数量
炭疽杆菌抗原快速检测试剂	10 个/包	1 包
鼠疫杆菌抗原快速检测试剂	10 个/包	1 包
土拉热菌抗原快速检测试剂	10 个/包	1 包
布鲁氏菌抗原快速检测试剂	10 个/包	1 包
鼻疽菌抗原快速检测试剂	10 个/包	1 包
类鼻疽菌抗原快速检测试剂	10 个/包	1 包
A 型肉毒毒素快速检测试剂	10 个/包	1 包
B 型肠毒素快速检测试剂	10 个/包	1 包
炭疽杆菌抗体快速检测试剂	10 个/包	1 包
鼠疫杆菌抗体快速检测试剂	10 个/包	1 包
土拉热菌抗体快速检测试剂	10 个/包	1 包
布鲁氏菌抗体快速检测试剂	10 个/包	1 包
鼻疽菌抗体快速检测试剂	10 个/包	1 包
类鼻疽菌抗体快速检测试剂	10 个/包	1 包
鹦鹉热抗体快速检测试剂	10 个/包	1 包
立克次体病抗体快速检测试剂	10 个/包	1 包
流行性出血热抗体检测试剂	10 个/包	1 包

表 4-1-2 生物战剂快速侦检箱携带的其他物品

物品	数量	备注
检测管	50 管	装有样品稀释液 0.4 mL/管
采样包	20 包	装有棉签 1 支,吸管 1 支
剪刀	1 把	——
镊子	1 把	——
真空静脉采血器	10 套	一次性使用
一次性无菌咽拭子	1 盒	含病毒培养液
涂抹棒	2 盒	含缓冲液
采便管	1 盒	含培养基
采尿管	10 个	50 mL 离心管
采血管	50 个	4 mL 促凝
脑脊液管	10 个	2 mL
密封采样袋	10 个	70 mm×230 mm
安全盒	1 个	容积 1L
压舌板	1 包	一次性使用

续表

物品	数量	备注
医用一次性口罩	1包	符合国家技术规范要求
医用乳胶手套	5副	独立包装
消毒棉球	1包	——
止血带	1根	——
污物袋	5个	用于收集实验废弃物
试验记录册	1册	用于样品采集和试验情况记录
签字笔	1支	
记号笔	1支	

四、操作方法

(一)炭疽杆菌抗原快速检测试剂

1.操作步骤

(1)对不同来源的标本,制备样品检测液。

①纯培养细菌挑取疑似炭疽杆菌单个菌落,于检测管中制成 0.3 mL 生理盐水菌悬液作为样品检测液。

②临床标本取疑似炭疽患者或病畜皮肤溃疡病灶分泌物、血液、脑脊髓液、痰、呕吐物或粪便标本,加 1 mL 生理盐水充分振荡混匀,离心或自然沉降后取上清 0.3 mL 作为样品检测液。

③环境中污染物取疑似炭疽杆菌污染的土壤、灰尘或物体表面、动物皮毛的擦拭子,浸入 1 mL 生理盐水中,充分振荡,离心或自然沉降后或挤干擦拭子,取上清 0.3 mL 作为样品检测液,或取疑似污染水 0.3 mL 作为样品检测液。

(2)取试剂一个,撕开外包装,吸取上述样品检测液,滴加 3～4 滴(约 150 μL)于圆形孔中,2 min 后开始观察结果,15 min 终止观察。

2.结果报告

试剂窗口"C"(对照)处出现 1 条红色沉淀线为阴性,即无炭疽杆菌检出;试剂窗口"C"和"T"处出现 2 条红色沉淀线为阳性,即有炭疽杆菌检出;如试验中"对照"处未出现沉淀线,说明试剂失效,应使用有效试剂重新检测。

3.注意事项

(1)本试剂最低可检出炭疽 10^6 CFU/mL,为提高检出率,应尽量使样品浓缩。对于高度可疑但检测阴性的样品应进行炭疽杆菌分离。

(2)试剂取出后应立即使用,以保证干燥。因为试剂在空气中暴露时间过长会受潮失效。

(3)试剂使用过后放入污物袋中,集中消毒后再处理,以防止污染环境。

（二）鼠疫杆菌抗原快速检测试剂

1.操作步骤

（1）对不同来源的标本，制备样品检测液。

①纯培养细菌挑取疑似鼠疫杆菌单个菌落，于检测管中制成 0.5 mL 生理盐水菌悬液作为样品检测液。

②临床标本取疑似鼠疫患者或病畜腹股沟淋巴结针刺吸出物、脑脊液、血液痰和尿液标本，或死亡动物肝脾研磨标本，加少量生理盐水（约 0.5 mL）充分振荡混匀，离心或自然沉降后取上清作为样品检测液。

③环境中污染物取疑似鼠疫杆菌污染的土壤、灰尘或物体表面、动物皮毛的擦拭子，浸入 1 mL 生理盐水中，充分振荡，离心或自然沉降或挤干擦拭子，取上清 0.3 mL 作为样品检测液，或取疑似污染水 0.3 mL 作为样品检测液。

（2）取试剂一个，撕开外包装，吸取样品检测液，滴加 3～4 滴（约 150 μL）于试剂圆形孔中，2 min 后开始观察结果，15 min 终止观察。

2.结果报告

试剂窗口"C"（对照）处出现 1 条红色沉淀线为阴性，即无鼠疫杆菌抗原检出；试剂窗口"C"和"T"（对照和检测）处出现 2 条红色沉淀线为阳性，即有鼠疫杆菌抗原检出；如试验中"对照"处未出现沉淀线，说明试剂失效，应使用有效试剂重新检测。

3.注意事项

（1）本试剂最低可检出鼠疫杆菌 10^5～10^6 CFU/mL，或检测鼠疫 F1 抗原 1 ng/mL。为提高检出率，应尽量使样品浓缩。对于高度可疑但是检测阴性的样品应进行鼠疫杆菌分离。

（2）动物脏器标本需要离心取上清检测，否则会影响层析效果，出现非特异性反应。

（3）试剂取出后应立即使用，以保证干燥。因为试剂在空气中暴露时间过长后会受潮失效。

（4）试剂用过后放入包装中，集中消毒后再处理，以防污染环境。

（三）布鲁氏菌抗原检测试剂

1.操作步骤

（1）制备样品检测液：取疑似布鲁氏菌污染的样品拭子，浸于 1 mL 生理盐水中，自然沉降后或挤干擦拭子，取上清作为样品检测液。

（2）检测步骤：取一个试纸卡，撕开外包装，吸取样品检测液，滴加 3～4 滴（约 150 μL 于试剂圆形孔中，2 min 后开始观察结果，15 min 终止观察。

2.结果报告

阳性结果：试剂窗口"C"（对照）和"T"（检测）处出现 2 条红色沉淀线为阳性，即有布鲁氏菌抗原检出。

阴性结果：试剂窗口"C"处出现 1 条红色沉淀线为阴性，即无布鲁氏菌抗原检出。

试纸卡失效:试剂窗口"C"处无红色沉淀线,即试纸卡失效。

3.注意事项

(1)本试验仅用于布鲁氏菌抗原的定性检测。由于各种原因尚未进行气溶胶模拟试验,故不推荐用于空气检测。

(2)为提高检出率,应尽量使样品浓缩,对于高度可疑但检测阴性的样品应进行布鲁氏菌分离。

(3)试剂用过后放入污物袋中,集中消毒后再处理,以防污染环境。

(四)炭疽抗体快速检测试剂

1.操作步骤

(1)取待检测人或动物血清标本 10 μL,加生理盐水 400 μL(按 1∶40 稀释),作为检测液备用。

(2)取试剂一个,撕开外包装,吸取血清标本检测液,滴加 3～4 滴(约 150 μL)于试剂圆形孔中,2 min 后开始观察结果,15 min 终止观察。

2.结果报告

试剂窗口"C"(对照)处出现 1 条红色沉淀线为阴性,即无炭疽杆菌感染;试剂窗口"C"和"T"处出现 2 条红色沉淀线为阳性,即有炭疽杆菌感染;如试验中"对照"处未出现沉淀线,说明试剂失效,应使用有效试剂重新检测。

3.注意事项

(1)非哺乳动物的血清不能用于本试剂检测。

(2)如需检测待检验标本的最高血清滴度,可将阳性血清继续倍比稀释,重复上述操作步骤,直至检测阴性。

(3)试剂在空气中暴露时间过长会受潮失效。试剂取出后应立即使用,以保证干燥。

(4)试剂用过后放入污物袋中,集中消毒后再处理,以防污染环境。

(五)鼠疫抗体快速检测试剂

1.操作步骤

(1)取待检人或动物血清标本 10 μL,加生理盐水 400 μL(按 1∶400 μL 稀释),作为检测液备用。小鼠可直接剪尾,将血滴入 200 μL 生理盐水中即可作为检测液备用。

(2)取试剂一个,撕开包装,吸取上述检测液,滴加 3～4 滴(约 150 μL)于试剂圆形孔中,2 min 后开始观察结果,15 min 终止观察。

2.结果报告

试剂窗口"C"(对照)处出现 1 条红色沉淀线为阴性,即无鼠疫菌感染;试验窗口中"C"和"T"(对照和检测)处出现 2 条红色沉淀线为阳性,即有鼠疫菌感染;如试验中"C"未出现沉淀线,说明试剂失效,应使用有效试剂重新检测。

3.注意事项

（1）本试验适用于人和大多数哺乳动物血清标本。

（2）如需要检测待检标本的最高血清滴度，可将阳性血清倍比稀释后，重复上述操作步骤，直至检测阴性。

（3）试剂在空气中暴露时间过长会受潮失效。试剂取出后应立即使用，以保证干燥。

（4）用过的试剂应集中消毒后再丢弃，以防污染环境。

（六）布鲁氏菌抗体快速检测试剂

1.操作步骤

（1）取待检人或动物血清标本 10 μL，加生理盐水 400 μL（按 1∶40 稀释），作为检测液备用。

（2）取试剂一个，撕开外包装，吸取样品检测液，滴加 3～4 滴（约 150 μL）于试剂圆形孔中，2 min 后开始观察结果，15 min 终止观察。

2.结果报告

（1）阳性结果：试剂窗口"C"和"T"（对照和检测）处出现 2 条沉淀线为布鲁氏菌抗体阳性。

（2）阴性结果：试剂窗口"C"（对照）处出现 1 条沉淀线为布鲁氏菌抗体阴性。

（3）试剂失效：试剂窗口"C"和"T"（对照和检测）均无红色沉淀线，即试剂失效。

3.注意事项

（1）本法适用于人和大多数哺乳动物疑似病例的血清标本快速检测，最终确诊必须结合临床症状和其他实验方法进行综合判断。

（2）如需检测待检标本的最高血清滴度，可将阳性血清继续对倍稀释，重复上述操作步骤，直至检测阴性。

（3）试剂取出后应立即使用，以防受潮失效。

（4）试剂用过后放入污物袋中，集中消毒后再处理，以防污染环境。

（七）流行性出血热抗体检测试剂盒

1.试剂组成

（1）反应板 24 份或 48 份。

（2）试剂Ⅰ1瓶 0.02 mol/L pH7.4 PBS。

（3）试剂Ⅱ1瓶胶体金标记物。

2.操作步骤

（1）滴入 2 滴试剂Ⅰ于反应板孔中，待完全渗入。

（2）滴入 100 μL 血清于反应板孔中，待完全渗入。

（3）滴加 3 滴试剂Ⅱ于反应板孔中，待完全渗入。

（4）渗入 3 滴试剂 I 于反应板孔中，待完全渗入。

3.结果解释

（1）阳性结果：反应板孔中 C 端出现红色圆斑，T 端出现红色圆斑，为流行性出血热抗体阳性；

（2）阴性结果：反应板孔中 C 端出现红色圆斑，T 端不出现红色圆斑，为流行性出血热抗体阴性；

（3）试剂失效：反应板孔中 C 端不出现红色圆斑，或 C 端、T 端均不出现红色圆斑，为试剂盒失效。

4.注意事项

（1）本试剂尚未获得产品注册证号，仅供研究，不用于临床诊断。

（2）试验一旦开始操作，应按操作步骤连续进行，直至结束。

（3）试剂盒从冰箱取出时，应使试剂恢复至室温。

（4）血清样品不能溶血，应为新鲜血清或于 2～8 ℃条件保存不超过一周。

（5）高脂血症患者的血清不能使用。

（6）产品应储存在 2～8 ℃条件中，不能冷冻；有效期 24 个月。

五、思考题

生物战剂快速侦检箱的组成及基本原理包括哪些？

（温乐基　张　磊）

第二章

炭疽芽孢杆菌实验室检测

炭疽芽孢杆菌是芽孢杆菌属的主要致病菌,引起动物和人类的炭疽病(anthrax),是人类历史上第一个被发现的病原菌,也是研究历史最长的、最常规的生物战剂。炭疽杆病属于革兰氏阳性杆菌,宽 1.5～3 μm,长 5～10 μm;两端平截,无鞭毛。新鲜标本直接涂片显示单个或短链状排列;经人工培养后形成竹节样排列的长链。在有氧条件下,形成椭圆形芽孢,芽孢位于菌体中央,小于菌体宽度。有毒菌株在体内或含血清的培养基中可形成荚膜。本章将对炭疽芽孢杆菌的培养、形态学鉴定和分子生物学鉴定做一系统介绍。

第一节 试剂、器材准备 1

一、实验目的

(1) 完成炭疽芽孢杆菌培养基的配制。

(2) 完成青霉素溶液的配制和稀释。

(3) 掌握炭疽芽孢杆菌实验室检验所需器材准备过程。

二、实验材料

(1) 仪器:天平、漩涡振荡器、超净工作台、高压灭菌器。

(2) 材料:酒精灯、火柴、污物桶、废液缸、医用一次性口罩、医用一次性帽子、手套、毛巾、肥皂、记号笔、加样器、移液管、移液枪、各种规格加样器头及架、镊子、玻璃吸管及吸耳球、注射器、玻璃培养皿、滤器试管架、接种环等。

(3) 试剂:营养肉汤培养基干粉、青霉素钠盐、生理盐水、冰醋酸、硫酸、过氧化氢、纯水等。

三、实验内容

（一）试剂配制

（1）营养肉汤培养基配制：称量肉汤培养基干粉，按说明书加水溶解配制，调 pH 至 7.4，高压灭菌。

（2）营养肉汤浓缩培养基配制：称量营养肉汤培养基干粉，营养肉汤培养基干说明书加 1/5 水溶解配制，高压灭菌。

（3）营养琼脂培养基配制：营养肉汤培养基 100 mL 加琼脂粉 2 g 高压灭菌。

（4）青霉素稀释：青霉素钠盐 10 单位/mL 于 4 ℃保存。

步骤：80 万单位（1 小瓶）＋4.0 mL 水（20 万单位/mL）

取 0.5 mL（10 万单位）	＋　4.5 mL 水	（2.0 万单位/mL）
取 0.5 mL（1.0 万单位）	＋　4.5 mL 水	（2000 单位/mL）
取 0.5 mL（1000 单位）	＋　4.5 mL 水	（200 单位/mL）
取 1 mL（200 单位）	＋　19 mL 水	（10 单位/mL）

（5）15％～18％过氧乙酸配制：

①取冰醋酸 140 mL。

②加浓硫酸 2.1 mL。

③再加入过氧化氢 70 mL 混匀，室温静置过夜。

（二）高压消毒试剂和材料

这一步须由助教辅助完成。

（三）铺板

在超净工作台中将高压消毒配制好的培养基在 50～55 ℃时倾注平板，每板 15 mL，冷却后，封口膜密封，4℃冰箱备用。

（四）调试仪器设备

对仪器设备进行调试。

四、注意事项

（1）过氧化氢对人体皮肤、黏膜有腐蚀性，配制过氧乙酸时注意防护，如不慎溅及，应立即用清水冲洗。消毒用过氧乙酸溶液性质不稳定、分解较快，故应在临用前稀释配制（随用随配）。

（2）稀释青霉素溶液时，每一步骤须认真细致，否则会造成实验结果不准确。

第二节 试剂、器材准备 2

一、实验目的

(1) 应用颈动脉插管法采集家兔动脉血液。

(2) 完成家兔血清分离和超滤。

二、实验材料

(1) 仪器:离心机、超净工作台。

(2) 材料:

①兔解剖台。

②家兔 2～3 kg。

③戊巴比妥钠。

④静脉切开包。

⑤50 mL 离心管。

⑥滤器、塑料管、注射器、离心管等。

三、实验内容

(1) 麻醉家兔:于家兔耳缘静脉注射戊巴比妥钠 1 mL/kg。

(2) 将家兔仰卧固定于解剖台上,头部后仰,整个颈部伸直露出,剪毛。

(3) 酒精消毒颈部。

(4) 沿颈正中线切开皮肤,分离组织,充分暴露气管,在其后方找出颈动脉。

(5) 将沿血管平行的神经剥离开。

(6) 将 2 根丝线穿过颈动脉底部,1 根在远心端(尽量靠头部)结扎,一根提起颈动脉,用动脉夹夹住动脉,其间用小剪刀向心方向剪开一小口,插入塑料管一端,另一端插入大离心管中,待血液流出顺畅后将丝线轻轻固定。

(7) 将采出的血液 37 ℃静置 0.5 h。

(8) 1 000～1 500 r/min 离心 30 min。

(9) 吸取上清,在超净工作台内过滤血清,分装,-20 ℃保存。

(10) 整理消毒实验台,紫外线消毒实验室 30 min。

四、注意事项

(1) 切开皮肤后操作轻柔,否则会导致血管大出血。

(2) 小心剪开颈动脉,以免剪断动脉造成取血失败。

第三节　标本预处理

一、实验目的

(1) 阐述外环境标本预处理过程。

(2) 使用炭疽芽孢杆菌增菌方法。

二、实验材料

(1) 仪器:漩涡振荡器、显微镜、水浴箱、离心机、超净工作台、培养箱。

(2) 材料:酒精灯、火柴、试管架、试管、接种环、污物桶、废液缸、医用一次性口罩、医用一次性帽子、手套、载玻片、毛巾、肥皂、记号笔、加样器、移液管、各种规格加样器头及架、镊子、玻璃吸管及吸耳球、注射器、琼脂平板、血平板、生理盐水等。

三、实验内容

(一) 预处理

外环境标本(如土壤、皮毛、树叶、白色粉末等)的炭疽杆菌多以芽孢形式存在,由于混有大量杂质和杂菌,直接涂片会覆盖炭疽芽孢杆菌,干扰对结果的判断,出现假阴性的可能性很大,故应先将标本预处理后供检。

(1) 稀释:将待检标本[固体标本按 1:20(W/V)的量]加入含洗涤剂的无菌蒸馏水或生理盐水。

(2) 洗脱:人工或漩涡震荡 1~2 min。倾斜试管,静置 10 min,吸取上清液。

(3) 加温:上清液置于 65 ℃水浴箱,加温 30 min(温度不要超过 65 ℃,以防杀死芽孢),此即标本洗脱液。

(二) 增菌

(1) 在试管中加入 1 mL 含 10% 家兔血清的 5 倍浓缩营养肉汤培养基。

(2) 取上述标本洗脱液 4 mL 加于试管(1)中(家兔血清终浓度为 2%),混匀,置 37 ℃水浴箱中增菌培养 3~4 h。

(三) 接种

(1) 将标本洗脱液接种于普通琼脂平板上,接种量为 0.1 mL,在平皿上划痕,37 ℃培养 18~24 h,检查可疑菌落。

(2) 将标本洗脱液接种于血琼脂平板上,接种量为 0.1 mL;在平皿上划痕,37 ℃培养 18~24 h,检查可疑菌落及溶血情况。

(四) 整理消毒实验台及实验室

用消毒液擦拭实验台,紫外线照射实验室 30 min。

四、注意事项

（1）操作时须做好个人防护，穿防护服，戴口罩、帽子、手套、鞋套。
（2）按污染实验处理实验用过的物品和实验台。
（3）增菌和接种标本时应设阳性对照和阴性对照。

五、思考题

（1）为什么不能直接将外环境可疑炭疽污染标本增菌培养？
（2）外环境可疑炭疽污染标本预处理的简要步骤有哪些？

第四节　炭疽"串珠"实验

一、实验目的

（1）使用显微镜观察炭疽芽孢杆菌。
（2）阐述炭疽芽孢杆菌的形态学鉴别方法。
（3）应用"串珠"实验鉴别炭疽芽孢杆菌。

二、实验原理

炭疽芽孢杆菌的培养物常呈链状排列，在含有低浓度青霉素（0.05～0.5 IU/mL）的培养基中，可以发生形态变异；由于细胞壁的合成被抑制，菌体内部渗透压高，菌体膨胀为圆球形，并相联呈串珠状，而其他需氧芽孢杆菌则不出现这种现象，具有较高的鉴别意义。

三、实验材料

（1）仪器：显微镜、水浴箱、恒温振荡器、细菌培养箱。
（2）材料：酒精灯、火柴、试管架、接种环、污物桶、废液缸、医用一次性口罩、帽子、手套、载玻片、毛巾、肥皂、记号笔、加样器、移液管、各种规格加样器头及架、镊子、玻璃吸管及吸耳球、革兰氏染液等。

四、实验内容

（一）观察菌体

取菌液 50μL，均匀涂布于载玻片上，显微镜下观察形态。

（二）固定、染色

固定后按革兰氏染色方法染色，此时炭疽芽孢杆菌菌体形态见图 4-2-1。

(三) 串珠实验(湿片法)

炭疽芽孢杆菌在适当浓度青霉素溶液作用下,菌体肿大形成串珠,这种反应为炭疽芽孢杆菌所特有,其他需氧芽孢杆菌多不变形或仅有不规则变形(图 4-2-2)。

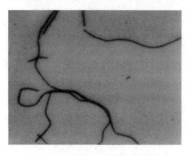　　　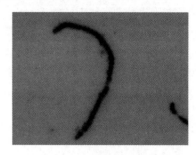

图 4-2-1　炭疽芽孢杆菌菌体形态　　　　图 4-2-2　炭疽芽孢杆菌青霉素串珠实验结果

(1) 从上述(3~4 h 之前)新鲜增菌肉汤中吸取菌液 1 mL(先取少量菌液涂片镜检,如果菌液太密,需用肉汤培养基稀释。菌液浓度也可设多个对照)加入 1.5 mL 离心管内,再从 1 mL 中取出 50 μL(或根据拟加入青霉素的体积计算)涂片镜检,加入每毫升含 10 IU 的青霉素溶液 50 μL(青霉素终浓度为 0.5 IU/mL),混匀,设生理盐水为阴性对照。

(2) 置 37 ℃水浴中作用 1 h(时间过久串珠继续肿胀容易破裂),加入 20%甲醛液 0.05 mL,室温放置 10 min,即可固定串珠形态,也可杀灭活菌(由于本实验采用的是炭疽杆菌疫苗株,此步骤可省略)。

(3) 取上述培养物 50 μL 涂片,先用低倍镜检,找到串珠后,再用高倍镜检,观察其形态特点。若找到长短不同的圆球状串珠或呈单个肿大的圆球,即为炭疽芽孢杆菌的特征。

(4) 经初步鉴定为炭疽杆菌后,37 ℃大量摇菌过夜,为分子生物学鉴定做准备。

(5) 整理,用消毒液擦拭实验台,紫外线照射实验室 30 min。

五、注意事项

(1) 实验室生物安全防护同"标本预处理"。

(2) 串珠实验时青霉素的浓度须严格控制。

(3) 显微镜观察时应注意保护镜头和灯泡。

六、思考题

(1) 观察实验结果,串珠实验时青霉素的最适浓度是多少?

(2) 串珠实验阳性是否可以说明待检标本就是炭疽芽孢杆菌?

(3) 串珠实验阴性时是否可以肯定待检标本不是炭疽芽孢杆菌?为什么?

第五节　炭疽噬菌体实验

一、实验目的

（1）应用菌落特征鉴别炭疽芽孢杆菌。
（2）应用噬菌体裂解实验和青霉素抑菌实验方法鉴定炭疽芽孢杆菌。

二、实验原理

噬菌体进入细菌体内以后，它会释放出自己的基因组，然后利用细菌的生命活动来复制自己。噬菌体的复制过程非常快，一般只需要几分钟就可以完成。噬菌体复制到一定数量时，它会破坏细菌的细胞壁，从而导致细菌死亡。

三、实验材料

（1）仪器：显微镜、水浴箱、培养箱。
（2）材料：酒精灯、火柴、试管架、接种环、污物桶、废液缸、医用一次性口罩、医用一次性帽子、手套、载玻片、毛巾、肥皂、记号笔、加样器、移液管、各种规格加样器头及架、镊子、玻璃吸管及吸耳球、注射器、琼脂平板、青霉素琼脂平板、滤纸片、青霉素、炭疽噬菌体、生理盐水等。

四、实验内容

（一）培养平板观察

（1）菌落形状：炭疽杆菌血液琼脂平板 37 ℃培养 14～16 h 的典型菌落呈狮子头状，常带有逗号（,）状小尾突起，大小 2～3 mm，表面粗糙，有细微结构，扁平，边缘不齐，呈灰白色（图 4-2-3）。

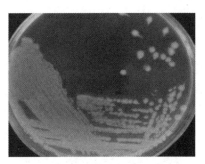

图 4-2-3　炭疽芽孢杆菌菌落特征

（2）溶血反应：炭疽杆菌血液琼脂平板 37 ℃培养 14～16 h 的菌落多不溶血，或仅少数菌株微溶血，而其他需氧芽孢杆菌除少数不溶血外，大多溶血强烈。

（3）拉丝现象：有毒株经 0.7% 碳酸氢钠培养基 CO_2 孵箱中培养后由粗糙型（R）变为黏液型（M）菌落，用接种针挑起年幼菌落时有黏性，呈拉丝状，而其他需氧芽孢杆菌少见。

（二）挑取可疑菌落染色镜检

用接种针（环）挑取可疑菌落涂片—固定—染色—镜检。

（三）青霉素串珠实验（平板法）

（1）取已加入 0.5 IU/mL 青霉素的琼脂平板和普通琼脂平板。

（2）取待检标本增菌液 10～50 μL 均匀涂板，置 37 ℃培养 1 h。

（3）显微镜下观察两个平板上的菌体形态改变，低倍镜下可见均匀的亮点（串珠）者为阳性。

（四）青霉素抑菌实验

用滤纸片浸渍 100 IU/mL 的青霉素溶液，贴于涂种待检菌的琼脂平板表面，置 37 ℃培养 8～10 h，观察有无抑菌区。除遇到抗青霉素菌株外，一般均能产生明显的抑菌现象（图 4-2-4）。

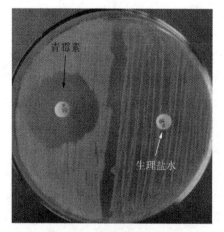

图 4-2-4　青霉素抑制试验

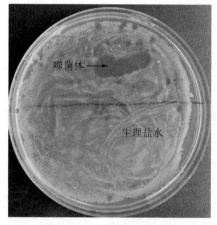

图 4-2-5　噬菌体裂解试验

图 4-2-4 左侧为青霉素滤纸片，右侧为生理盐水滤纸片。图 4-2-5 上侧为滴加炭疽噬菌体的区域，下侧为生理盐水区。

（五）噬菌体裂解实验

取待检菌接种（涂板）普通琼脂平板表面，待稍干后，在涂菌区中心滴加诊断用炭疽噬菌体 1 滴，干燥后置 37 ℃培养 8 h，观察有无噬菌斑，如有，为噬菌体裂解实验阳性（设生理盐水对照）。产生以下 2 种结果之一，都可判定为阳性（图 4-2-5）：

（1）出现透明噬菌斑。

（2）出现与其他区域有明显区别的混浊噬菌斑。

（六）整理消毒实验台及实验室

用消毒液擦拭实验台，紫外线照射实验室 30 min。

五、注意事项

（1）实验室生物安全防护同"标本预处理"。

（2）青霉素抑菌实验和噬菌体裂解实验时，必须把菌体细密地在平板上涂开，尽量不留有空隙，否则将会分辨不出平板上的空斑是抑菌环、噬菌斑，还是空隙。

（3）必须待噬菌体液滴晾干后再移动琼脂平板，否则会造成液体流动至其他部位，影响对结果的观察。

六、思考题

（1）疽芽孢杆菌的菌落特征有哪些？
（2）怎样鉴别炭疽杆菌与其他需氧芽孢杆菌？

第六节 炭疽 PCR 实验

一、实验目的

（1）阐述炭疽芽孢杆菌分子生物学鉴定原理。
（2）应用 PCR 法鉴定炭疽芽孢杆菌。

二、实验原理

PCR 技术的基本原理类似于 DNA 的天然复制过程，其特异性依赖于与靶序列两端互补的寡核苷酸引物。PCR 由变性—退火—延伸三个基本反应步骤构成，重复循环变性—退火—延伸三个过程就可获得更多的"半保留复制链"，而且这种新链又可成为下次循环的模板。每完成一个循环需 2~4 min，2~3 h 就能将待扩目的基因扩增几百万倍。

三、实验材料

（1）引物：炭疽杆菌 PCR 检测所用引物序列见表 4-2-1。
（2）试剂：质粒小提试剂盒、Taq 酶、10×PCR buffer、dNTP、引物（10 pmol/L）、炭疽杆菌 DNA 提取物、去离子水、石蜡油等。
（3）仪器：PCR 扩增仪、台式离心机、电泳仪、电泳槽、凝胶分析仪、漩涡振荡器、加样枪等。

表 4-2-1 炭疽杆菌 PCR 检测所用引物序列

引物名称	引物序列	基因定位	扩增长度/bp
PA	F：AGACCGTGACAATGATGGAA	pagA 基因-pXO1 编码 PA 抗原	923
	R：ATTTGCGGTAACACTTCACT		

续表

引物名称	引物序列	基因定位	扩增长度/bp
CAP	F：TGCTTTAGCGGTAGCAGAGGCT	cap 基因-pXO2 编码荚膜抗原	397
	R：TGGACGCATACGAGACATAAT		
rpoB	F：GTACGCCAATCGATATCATG	rpoB 基因-染色体	638
	R：GATCATCGTCATCTTCCG TA		

四、实验内容

实验试剂与体积见表 4-2-2。

(1) 可疑炭疽杆菌 DNA 的提取：取培养好的新鲜菌液 3 mL，按照质粒小提试剂盒的说明书进行操作，得到细菌 DNA 约 100 μL，作为 PCR 的模板备用。

(2) 设置 PCR 反应条件：94 ℃ 5 min 预变性，94 ℃ 45 s、55 ℃ 55 s、72 ℃ 55 s，35个循环，最后 72 ℃延伸 5 min。

(3) 配制 PCR 反应体系：在 500 μL 离心管中，分别加入下列试剂，总反应体积为 50 μL。然后加入 100 μL 石蜡油封顶，在离心管盖上做好标记，瞬间离心。

表 4-2-2　试剂与体积

试剂	体积/μL
10X buffer	5
dNTP	4
Primer 1	1.5
Primer 2	1.5
template	5
water	32
Taq	0.7

(4) 样本上机，进行 PCR 扩增，约 2.5 h。

(5) 电泳，观察结果。使用 1‰琼脂糖凝胶电泳检测 PCR，在紫外灯下判定结果。

①配胶：100 mL 1× TAE 缓冲液中加入 1 g 琼脂糖粉，加热融化，温度降到 50 ℃左右备用。

②插入梳子，铺胶，冷却后，拔掉梳子，加入 1× TAE 缓冲液，准备电泳。

③取 10 μL PCR 产物加入适量缓冲液混匀，上样，电泳。电泳条件为 50 V 电压，1 h。

④结果的判定：紫外灯下观察结果，是否有目的条带出现(图 4-2-6)。判定依据如下：

炭疽芽孢杆菌有毒株：pagA＋；cap ＋；rpoB2＋。

炭疽芽孢杆菌疫苗株：pagA＋；cap －；rpoB2＋。

炭疽芽孢杆菌无毒株：pagA－；cap －；rpoB2＋。

非炭疽芽孢杆菌：pagA－；cap －；rpoB2－。

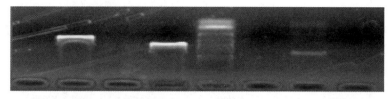

rpoB2　CAP　pagA　　marker　　　　提取DNA

图 4-2-6　电泳结果

(6) 整理消毒实验台及实验室:用消毒液擦拭实验台,紫外线照射实验室 30 min。

五、注意事项

(1) 实验室生物安全防护同前。
(2) 质粒提取严格按照说明书步骤进行。
(3) PCR 反应液配制过程中严防污染。

六、思考题

(1) 从 PCR 结果中如何判定待检标本是炭疽芽孢杆菌?
(2) 炭疽芽孢杆菌有毒株与疫苗株在 PCR 结果上有何异同?

附 1　炭疽实验室防护和实验操作注意事项

在炭疽芽孢杆菌的研究、检测中,一般要求在生物安全 2～3 级实验室(biosafety level Ⅱ～Ⅲ)内操作,避免对自身、他人和外界环境造成污染。生物安全 2 级实验室的设备、设施和工作要求适于进行临床材料处理、感染培养物的诊断工作以及实验感染啮齿类动物的研究,生物安全 3 级实验室的设备、设施和工作要求适于进行生产量的培养或浓缩以及可能产生气溶胶的操作。具体有以下几方面必须注意:

(1) 实验室应严密,没有空气泄漏,有缓冲间。
(2) 室内不能有正压净化系统,平时要减少空气流动。
(3) 建议使用生物安全柜。
(4) 实验室内有或有与实验室直接连通的高压蒸汽消毒柜。
(5) 工作人员必须预先接受免疫预防。
(6) 工作人员要有良好的实验室操作技术和理论素质,工作时必须两人以上共同操作。
(7) 尽可能不做动物实验。
(8) 一定要制定好详细的管理使用文件,包括制度和操作细则,相关人员应严格遵守。

附 2　炭疽芽孢杆菌的鉴定

鉴定项目	完成时间/h	单项实验结果			诊断意义
集落形态	10～16	根状集落	狮子头状	狮子头状	☆
肉汤生长	8～14	菌膜生长	絮状生长	絮状生长	☆

续表

鉴定项目	完成时间/h	单项实验结果			诊断意义
溶血试验	10～16	溶血	不溶血	不溶血	☆
荚膜检查	8～14	无[1]	—	有	☆
动力检查	8～14	有动力	无动力	无动力	☆
串珠实验	4～6	无[2]	—	有	★
噬菌体裂解	10～24	不裂解	—	裂解	★
动物接种	24～96	活存	特异死亡	死亡	★
结果判断		能够否定	不能肯定	能够肯定	—

注:1—丢失 pX02 质粒菌株可无荚膜;2—抗青霉素菌株可不形成串珠;☆—初步诊断;★—确定诊断。

附3　炭疽病原检验程序

标本处理(方法根据标本情况选择)				
直接涂片、G 染色、荚膜染色、光镜检查	*接种培养(可用选择性培养基、血培养基)37 ℃,16～48 h*		环状沉淀试验	基因检测
可疑菌落(形态)				
初检	培养性鉴定试验		深入鉴定	
涂片、G 染色、荚膜染色、光镜检查	动力检查	液体培养	**噬菌体裂解和青霉素敏感性试验**	产荚膜培养及光学检查	串珠试验	生化试验	基因检测	**酶免疫法测外毒素**	动物毒性测定

注:**斜体字**对一般实验室推荐部分;**黑体字**对一般实验室不推荐部分;下划线特别推荐实验。

（严　敏　贺　真　付　婷　张　磊）

第三章

新型冠状病毒检测

新型冠状病毒肺炎（corona virus disease 2019，COVID-19）是指 2019 新型冠状病毒感染导致的肺炎。2022 年 12 月 26 日，国家卫生健康委员会发布公告，将新型冠状病毒肺炎更名为新型冠状病毒感染。经国务院批准，自 2023 年 1 月 8 日起，解除对新型冠状病毒感染采取的《中华人民共和国传染病防治法》规定的甲类传染病预防、控制措施；新型冠状病毒感染不再纳入《中华人民共和国国境卫生检疫法》规定的检疫传染病管理。

一、实验目的

（1）了解新冠病毒检测的方法。
（2）掌握新冠病毒核酸检测的操作和注意事项。

二、实验原理

目前，对于新型冠状病毒的检测方法主要包括核酸检测和抗原检测两种方式。

（一）核酸检测的原理

核酸检测主要采用实时荧光 PCR 技术，结合一步法 RT-PCR 技术，以新型冠状病毒 ORF1ab 与 N 基因设计特异性引物和 TaqMan 探针，通过荧光定量 PCR 仪进行扩增，从而实现对新型冠状病毒核酸的检测。临床样本核酸提取后，进行一步法 RT-PCR 技术扩增，并检测荧光信号，同时设置内源性核糖核酸 P（RNase P）作为内参对照，用于对样本采集、保存和运输以及核酸提取的过程进行监控，避免假阴性结果而致的误判。

（二）抗原检测的原理

抗原检测一般用于急性感染期，即疑似人群出现症状 7 天之内的样本检测。抗原检测采用的方法通常是胶体金免疫层析法（colloidal gold immunochromatography assay，GICA）。基本原理是将已知的特异性抗原或抗体固定在硝酸纤维素膜（NC 膜）上的某一区带作为 T 带，在样品区滴加样品以后，借助毛细作用，样品在 NC 膜上涌动，金标记复合物溶解，并且与样品进行抗原抗体反应形成复合物，继续涌动至 NC 膜的 T 带，带有金标记的复合物被 T 带抗原或抗体捕获，呈红色条带。如样品中没有待测抗原或抗体，则不发生结合,即不显色。在 NC 膜 T 带附近一般再固定上针对金标结合物相应的抗原或抗体作为 C 带,无论样品中有无待测物,C 带都应显示,如无,则检测失败。整个过程一般在 15 min 内完成,操作简单、快速,不需要任何仪器。

三、实验材料

(一)新冠核酸检测

(1)仪器设备:全自动核酸提取仪、实时荧光定量 PCR 仪、多道移液器、生物安全离心机、微孔板离心机、生物安全柜、紫外灯、高压灭菌器。

(2)试剂材料:核酸提取试剂、新型冠状病毒核酸检测试剂盒(荧光 PCR 法)、移液器枪头、废液缸、个体防护用品。

(二)新冠抗原检测

新冠抗原检测试剂盒(包含无菌采样拭子、样本提取液、生物安全袋、抗原检测卡)。

四、操作方法

(一)新冠核酸检测

(1)核酸提取试剂:西安天隆科技有限公司生产的 qEx-DNA/RNA 病毒核酸提取试剂盒。

(2)PCR 扩增试剂:武汉明德生物科技股份有限公司新型冠状病毒 2019-*nCoV* 核酸检测试剂盒(荧光 PCR 法)。

(3)从"qEx-DNA/RNA 病毒核酸提取试剂盒"(室温 18~25 ℃保存)中取出真空包装的预封装深孔板,颠倒混匀数次使磁珠重悬,去掉真空包装,用手向下轻甩孔板,使试剂及磁珠都集中到孔板底部,使用前小心撕去铝箔封口膜,避免孔板振动,防止液体溅出。

(4)将灭活后的标本取出,在生物安全柜内打开标本采集管,在孔板的第 1 列和第 7 列中按照一定顺序加入 200 μL 待检测的标本。

(5)将加好标本、对照品的提取试剂孔板放置在 GeneRotex96 核酸提取仪中,在安装搅拌套的位置插入搅拌套后,选择 qEx-DNA/RNA 病毒提取程序。程序见表 4-3-1,核酸提取仪的使用见仪器标准操作程序。

表 4-3-1　qEx-DNA/RNA 病毒提取程序

步骤	槽位	名称	等待时间/min	混合时间/min	磁吸时间/sec	混合速度	体积/μL	温度状态	温度/℃
1	1	裂解	0	4	90	中	800	关闭	0
2	2	洗涤 1	0	1	60	中	700	洗脱加热	90
3	3	洗涤 2	0	1	60	中	800	洗脱加热	90
4	6	洗脱	1	5	90	中	80	洗脱加热	90
5	2	弃磁	0	1	0	中	600	关闭	0

（6）提取程序运行完成后，打开仪器盖子，先去掉搅拌套，将板孔自核酸提取仪中取出，立即将提取物进行封盖处理，放入生物安全柜中等待加样。

（7）按一定顺序向配制好的 PCR 扩增反应试剂（目前多为预混试剂 Mix）中分别加入 5 μL 处理后的阴性对照、阳性对照、弱阳性质控品，标本核酸提取液，终体积为 25 μL/管，盖紧反应管，瞬时低速离心，转移至基因扩增室。

（8）打开所选用荧光 PCR 仪的电源开关，仪器进行自检。此时从传递窗中取出加好样品、对照品的 PCR 八连管及操作流程单，进行核对。确认无误且仪器自检通过后，将 PCR 八连管放入荧光 PCR 仪。根据操作流程单进行标本的设置，孔位设置必须与加样顺序一致。按表 4-3-2 中的条件进行 PCR 扩增程序的设置。检查无误后，运行设置好的程序。

表 4-3-2　荧光扩增程序

步骤	循环数	温度/℃	反应时间/min:s
1	1	50	15:00
2	1	95	00:30
3	40	95	00:03
		60	00:40（收集荧光）

（9）荧光检测通道的选择。

该项目荧光通道选择 FAM（N 基因）、HEX（ORF1ab）、ROX（内标）通道，FAM、HEX 通道检测标本靶基因，ROX 通道检测标本内标。将扩增体系放入扩增仪，核对扩增程序是否与试剂说明书相符，启动扩增程序。

（10）质量控制。

①阴性对照：FAM、HEX 通道扩增曲线无指数增长或 Ct 值≥40，ROX 检测通道扩增曲线无指数增长或 Ct 值≥35。

②阳性对照：FAM、HEX、ROX 检测通道有明显扩增曲线，Ct 值＜35。

以上要求需在同一次实验中同时满足，否则本次实验无效，需重新进行。

③临床检测样本阳性判定值：

FAM 通道扩增曲线呈指数增长且 Ct 值＜38 为 FAM 阳性。FAM 通道扩增曲线无指数增长或 Ct 值≥40 为 FAM 阴性。

HEX 通道扩增曲线呈指数增长且＜38 为 HEX 阳性；HEX 通道扩增曲线无指数增长或 Ct 值≥40 为 HEX 阴性。

ROX 通道扩增曲线呈指数增长且 Ct 值＜35 为 ROX 阳性；ROX 通道扩增曲线无指数增长或 Ct 值≥35 为 ROX 阴性。

（11）结果分析。

在满足质量控制条件后可进行如下分析。

①阳性样本判定标准：FAM、HEX、ROX 三个通道均为阳性，报告为阳性。

②阴性样本判定标准：ROX 通道为阳性，FAM 与 HEX 通道为阴性，报告为阴性。

③ROX 通道为阳性，FAM 与 HEX 通道检测结果满足以下任一情况时建议重复实验

进行结果确认,重复实验结果为 FAM 和 HEX 通道扩增曲线呈指数增长,且 Ct 值<40 时为阳性,否则为阴性。

FAM 通道扩增曲线呈指数增长,且 38≤Ct 值<40。

FAM 通道为阳性,HEX 通道为阴性。

HEX 通道扩增曲线呈指数增长,且 38≤Ct 值<40。

HEX 通道为阳性,FAM 通道为阴性。

ROX 通道为阴性时(不包括环境样本)样本检测结果无效,可能于采样、提取、加样、扩增等过程导致,建议重新提取后检测或重新采样后提取检测。

(二)新冠抗原检测

(1)自检先用卫生纸擤去鼻涕。小心拆开鼻拭子外包装,避免手部触拭子头。随后头部微仰,一手执拭子尾部贴一侧鼻孔进入,沿下鼻道的底部向后缓缓深入 1~1.5 cm 后贴鼻腔旋转至少 4 圈(停留时间不少于 15 s),随后使用同一拭子对另一鼻腔重复相同操作。

(2)根据试剂说明书,将采集样本后的鼻拭子立即置于采样管中,拭子头应在保存液中旋转混匀至少 30 s,同时用手隔着采样管外壁挤压拭子头至少 5 次,确保样本充分洗脱于采样管中。

(3)用手隔着采样管外壁将拭子头液体挤干后,将拭子弃去。采样管盖盖后,将液体垂直滴入检测卡样本孔中。

(4)根据试剂说明书,等待一定时间后进行结果判读。

①阳性结果:"C"和"T"处均显示出红色或紫色条带,"T"处条带颜色可深可浅,均为阳性结果。

②阴性结果:"C"处显示出红色或紫色条带,"T"处未显示条带。

③无效结果:"C"处未显示出红色或紫色条带,无论"T"处是否显示条带。结果无效,需重新取试纸条重测。

五、注意事项

(一)新冠核酸检测

(1)应注意核对申请单、标本管及提取过程中条码号及编号的一致性。

(2)注意移液器等设备的规范使用,避免产生气溶胶及交叉污染。

(3)各室物品不得混用,操作完成后要及时清理试验台。注意实验室的干净整洁,并避免实验室的污染。

(4)使用过的吸头应打入装有含有效氯消毒剂的垃圾盒内浸泡后放入垃圾袋中处理,有效氯消毒剂应每天更换。

(5)打开仪器电源开关后,仪器进入自检状态,在自检过程中要注意观察仪器状态,自检完成后进入使用界面。

（6）不同批号的试剂请勿混用，在有效期内使用试剂盒。

（二）新冠抗原检测

（1）洗手。使用流动清水或手部消毒液清洗双手。

（2）了解检测流程。仔细阅读抗原自测试剂配套说明书及抗原自测相关注意事项。

（3）试剂准备。检查抗原自测试剂是否在保质期内，检查鼻拭子、采样管、检测卡等内容物是否有缺失或破损。如试剂过期或试剂内容物缺失、破损，应及时更换。

（4）确认检测对环境温湿度要求。胶体金试纸条检测一般要求在 14～30 ℃常温条件下，避免在过冷、过热或过度潮湿而致检测结果异常。抗原检测卡拆除包装后置于平坦、清洁处。

（贺　真　张　磊）

第四章

蜱携带病原体检测

蜱是传播人兽共患病的重要媒介生物，携带了极其丰富的病原体种类，传播40余种疾病，可导致人兽死亡或慢性后遗症。随着我国旅游业的发展，人们被蜱虫叮咬及患病的机会与日俱增。防控蜱及蜱媒传染病，亟须对蜱携带病原体情况进行检测，以便于有效对蜱及蜱媒传染病进行防控与治疗。

第一节　蜱虫携带病原体核酸提取

一、实验目的

完成蜱携带病原体核酸的提取。

二、实验原理

本实验主要介绍离心柱法提取核酸。可以从同一个研磨的样本中同时纯化基因组DNA和总RNA。通过新型的AllPrep DNA离心柱纯化DNA，然后AllPrep柱流出液经过RNeasy MinElute离心柱纯化得到总RNA。

三、实验材料

(1) 仪器：组织破碎仪、水浴锅、漩涡振荡器、高速离心机、高压菌器。

(2) 材料：小钢珠（高温高压消毒）、离心管、试管架、污物桶、废液缸、医用一次性口罩、医用一次性帽子、手套、无菌离心套管、记号笔、加样器、移液管等。

(3) 试剂：蛋白酶K、QIAGEN All DNA/RNA Mini Kit、浓度70％乙醇。

四、操作方法

（一）蜱虫预处理

（1）将蜱虫装入无菌 EP 管中，每管加入 3～4 颗高压过的干燥小钢珠。

（2）每管加入 400 μL 的 RLT，蛋白酶 K 40 μL。

（3）将 EP 管放入细胞组织粉碎仪研磨（65 Hz 研磨 5 min）。

（4）将震碎的组织溶液放入 55 ℃水浴 10 min。

（5）全速（14 000 r/min）离心 30 s。取上清 350 μL 加入蓝色的 DNA 柱，做好标记，将 DNA 柱 8 000 g 离心 30 s。

（6）蓝色柱用于 DNA 提取，离心滤过的滤液用于提取 RNA。

（二）RNA 提取

（1）向滤液中加入等体积的浓度 70％乙醇（350 μL）。

（2）将 700 μL 的混合液加入 RNA 柱，8 000 g 离心 15 s。

（3）弃滤液，向 RNA 柱加入 RWl 700 μL，8 000 g 离心 15 s。

（4）弃滤液，向 RNA 柱加入 RPE 500 μL，8 000 g 离心 15 s。

（5）弃滤液，向 RNA 柱加入 RPE 500 μL，8 000 g 离心 2 min。

（6）弃滤液，向 RNA 柱滤网中心滴加 RNase-free H_2O 50 μL，再 8 000 g 离心 1 min。滤液为含有病原体 RNA 的混合液，于−80 ℃保存备用。

（三）DNA 提取

（1）弃滤液，向 DNA 柱加入 AW1 500 μL，8 000 g 离心 15 s。

（2）弃滤液，向 DNA 柱加入 AW2 500 μL，全速（14 000 r/min）离心 2 min。

（3）弃滤液，向 DNA 柱滤网中心滴加 100 μLEB，再 8 000 g 离心 1 min。滤液为含有病原体 DNA 的混合液，−80 ℃保存备用。

第二节 巢式 PCR 扩增反应

一、实验目的

（1）完成蜱 DNA 的巢氏 PCR 扩增。

（2）完成蜱 RNA 的反转录及实时荧光定量 PCR 扩增。

（3）描述 PCR 扩增的用具准备。

二、实验原理

巢式 PCR 是一种变异的聚合酶链反应（PCR），使用两对（而非一对）PCR 引物扩增完整的片段。第一对 PCR 引物扩增片段和普通 PCR 相似。第二对引物称为巢式引物

（因为其在第一次 PCR 扩增片段的内部）结合在第一次 PCR 产物内部,使得第二次 PCR 扩增片段短于第一次扩增。巢式 PCR 的好处在于,如果第一次扩增产生了错误片段,则第二次能在错误片段上进行引物配对并扩增的概率极低。因此,巢式 PCR 的扩增非常特异。

三、实验材料

（1）仪器:手掌离心机、罗氏 LightCycler 480 Ⅱ高通量 PCR 仪。

（2）材料:八连管、EP 管、试管架、污物桶、废液缸、医用一次性口罩、医用一次性帽子、手套、无菌离心套管、记号笔、加样器、移液管等。

（3）试剂:引物、DreamTaq Green PCR Master Mix、One Step RT-PCR Buffer、Takara Extaq Hs、PrimeScript RT Emyme Mix、RNase-free H_2O、Rox Dye Ⅱ、DNA 模板、RNA 模板。

四、操作方法

（一）RNA 病毒 PCR 扩增

（1）一步法 RNA 反转录及实时荧光定量 PCR 检测新型布尼亚病毒的反应体系。

$$
20\ \mu L
\begin{cases}
2\times\text{One Step RT-PCR Buffer} & 10.0\ \mu L \\
\text{Takara Extaq Hs} & 0.4\ \mu L \\
\text{PrimeScript RT Emyme Mix} & 0.4\ \mu L \\
\text{RNase-free } H_2O & 5.2\ \mu L \\
\text{Rox Dye Ⅱ} & 0.4\ \mu L \\
\text{Primer BNY-F} & 0.5\ \mu L \\
\text{BNY-R} & 0.5\ \mu L \\
\text{BNY-P} & 0.8\ \mu L \\
\text{RNA 模板} & 2.0\ \mu L
\end{cases}
$$

（2）反应条件见表 4-4-1。

表 4-4-1　布尼亚病毒实时荧光 PCR 反应条件

温度	时间	循环
42 ℃	5 min	
95 ℃	10 s	
95 ℃	5 s	40
60 ℃	35 s	

（3）使用仪器:PCR 仪。

（4）扩增的产物 4 ℃保存备用。

（二）DNA 病毒 PCR 扩增

（1）DNA 病毒 PCR 反应体系。

$$25\ \mu\text{L} \begin{cases} \text{Master Mix} & 12.5\ \mu\text{L} \\ \text{Primer F} & 0.5\ \mu\text{L} \\ \text{Primer R} & 0.5\ \mu\text{L} \\ \text{RNase-free H}_2\text{0} & 9.5\ \mu\text{L} \\ \text{DNA 模板} & 2.0\ \mu\text{L} \end{cases}$$

（2）病原体引物及反应条件见表 4-4-2。

表 4-4-2　DNA 病毒 PCR 引物名称和反应条件

引物和反应条件	立克次体		巴贝西原虫		无形体		莱姆螺旋体		巴尔通体	
引物（第一轮）	ROP		Bab 1		Eh—out 1		23S3		320p	
	ROI		Bab 4		Eh—out 2		23Sa		473n	
引物（第二轮）	38S1		Bab 2		Eh—gs 1		Primer 1		311p	
	384R1		Bab 3		Eh—gs 2		Primer 2		448n	
反应条件（第一轮）	95 ℃ 3 min		95 ℃ 5 min		95 ℃ 5 min		95 ℃ 3 min		94 ℃ 5 min	
	90 ℃ 30 s	38*	95 ℃ 30 s	35*	95 ℃ 30 s	35*	94 ℃ 30 s	35*	94 ℃ 40 s	40*
	54 ℃ 30 s		54 ℃ 30 s		54 ℃ 30 s		55 ℃ 30 s		55 ℃ 30 s	
	72 ℃ 30 s		72 ℃ 45 s		72 ℃ 45 s		72 ℃ 40 s		72 ℃ 30 s	
	72 ℃ 5 min		72 ℃ 7 min		72 ℃ 7 min		72 ℃ 5 min		72 ℃ 7 min	
反应条件（第二轮）	95 ℃ 3 min		95 ℃ 3 min		95 ℃ 5 min		95 ℃ 3 min		94 ℃ 5 min	
	90 ℃ 30 s	38*	95 ℃ 30 s	35*	95 ℃ 30 s	35*	94 ℃ 30 s	35*	94 ℃ 30 s	35*
	54 ℃ 30 s		54 ℃ 30 s		54 ℃ 30 s		59 ℃ 30 s		55 ℃ 30 s	
	72 ℃ 30 s		72 ℃ 30 s		72 ℃ 30 s		72 ℃ 40 s		72 ℃ 30 s	
	72 ℃ 5 min		72℃ 7 min		72 ℃ 7 min		72 ℃ 5 min		72 ℃ 7 min	
目的片段长度	347 bp		200 bp		282 bp		253 bp		12～220 bp	

注：* 表示 PCR 的循环数。

（3）扩增的产物 4 ℃ 保存备用。

第三节　琼脂糖凝胶电泳

一、实验目的

完成 PCR 扩增产物的电泳。

二、实验原理

琼脂糖凝胶电泳是以琼脂糖为介质,对不同大小的 DNA 或 RNA 实现分离的一种电泳方法。

三、实验材料

(1) 仪器:手掌离心机、电泳仪、微波炉、胶架、凝胶成像系统。

(2) 材料:八连管、枪头盒、污物桶、废液缸、口罩、帽子、手套、无菌离心套管、记号笔、加样器、移液管等。

(3) 试剂:琼脂糖、1×TAE、EB、Marker 等。

四、操作方法

(1) 使用 1×TAE (Solarbio 50 ×)稀释琼脂糖,配制 1.2%的琼脂糖凝胶。

(2) 每 100 mL 凝胶稀释液中加入 3 μL 的 EB 混匀后加热冷却至 55 ℃左右制胶。

(3) 每个上样孔加入 4 μL 的 PCR 产物/Marker。

(4) 设定电压 220 V、电流 300 mA、时间 15 min 进行凝胶电泳。

(5) 使用凝胶成像系统观察实验结果。

五、注意事项

(1) 按污染实验处理实验用过的物品和实验台。

(2) PCR 反应液配制过程中严防污染。

(3) 试验结果应在阴性对照和阳性对照成立条件下判定才有效。

（付　婷　张　磊）

第五章

不明原因发热疾病病原体快速筛查

不明原因发热(fever of unknown origin,FUO)又称发热待查,是指患者口温大于38.3 ℃,发热持续三周以上,经过详细询问病史、体格检查仍无法明确病因诊断的一组疾病。引起发热待查的病因相当广泛,包括感染、风湿免疫、肿瘤等因素,我们这里主要针对病毒和细菌等感染的病原体进行检测。

第一节　核酸快速检测

近年来,严重急性呼吸综合征冠状病毒(SARS-CoV)、中东呼吸综合征冠状病毒(MERS-CoV)、人类免疫缺陷病毒(HIV)、寨卡病毒和埃博拉病毒,以及 SARS-CoV-2(COVID-19)等病毒引起的大规模流行病暴发,对人类健康和经济造成巨大的威胁。核酸诊断检测的可用性无法跟上传播加速的步伐,因为基于反转录的实时定量 PCR(RT-qPCR)检测是 SARS-CoV-2 诊断的金标准。而等温扩增方法,如重组酶聚合酶扩增(RPA)和环介导等温扩增技术(loop-mediated isothermal amplification,LAMP),提供了快速和低成本的替代方法。

一、实验目的

(1) 掌握不明原因发热疾病病毒类病原体核酸的快速检测。
(2) 掌握不明原因发热疾病病原体快速筛查实验室检测所需材料准备。
(3) 了解不同的核酸快速检测方法及原理。

二、实验原理

环介导等温扩增技术利用特殊的引物设计方法和恒温核酸链置换酶将少量目标DNA 在 60 min 内扩增到千百万份。LAMP 反应中需要 4～6 个引物,这些引物特异性地识别模板 DNA 的 6～8 个 DNA 区间。在每一套 LAMP 的引物中,包括两个外部引物(F3 和 B3)、两个内部引物(FIP 和 BIP)以及两个环导引物(loop F 和 loop B)。如图

4-5-1 所示。

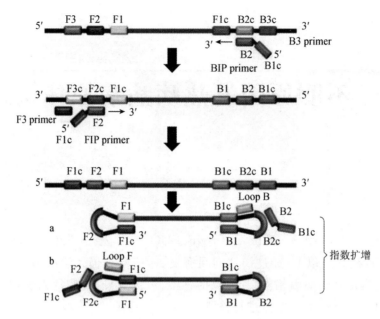

图 4-5-1　LAMP 引物设计和反应原理

　　LAMP 的反应混合物由 dNTPs、链置换聚合酶、荧光染料、引物和 DNA 模板组成。用于 LAMP 反应的引物设计,其特征在于使用四种不同的引物,这些引物是专门设计用于识别靶 DNA 的六个不同区域的。前内引物(FIP)由 3′末端的 F2 区和 5′末端的 F1c 区组成;正向外引物(F3 引物)由 F3 区组成,其与模板序列的 F3c 区互补;向后内部引物(BIP)由 3′末端的 B2 区和 5′末端的 B1c 区组成。向后外引物(B3 引物)由 B3 区组成,其与模板序列的 B3c 区互补。当 FIP 的 F2 区与靶 DNA 的 F2c 区杂交并启动互补链合成时,扩增开始,然后 F3 引物与靶 DNA 的 F3c 区杂交并延伸,取代 FIP 连接的互补链。该置换链在 5′末端形成环,这种在 5′末端具有环的单链 DNA 然后用作 BIP 的模板,B2 与模板 DNA 的 B2c 区杂交,启动 DNA 合成,导致形成互补链并打开 5′-末端环,随后,B3 与靶 DNA 的 B3c 区杂交并延伸,置换 BIP 连接的互补链,这导致形成哑铃形 DNA。通过 Bst DNA 聚合酶将核苷酸添加到 F1 区的 3′末端,其在 5′末端延伸并打开环,哑铃形 DNA 就转变为茎环结构(参见 a 和 b)。该结构用作 LAMP 循环的引发剂,该结构的形成过程是 LAMP 反应的第二阶段。也可以添加环引物用于 LAMP 的指数扩增,获得的最终产品是具有不同茎长度的茎环 DNA 和具有多个环的各种类似于菜花结构的混合物。

三、实验材料

　　(1)仪器:恒温扩增实时荧光 PCR 仪 Genie Ⅲ(或常规核酸 PCR 扩增仪)、超微量紫外分光光度计 NanoDrop 2000C、漩涡振荡器、离心机、超净工作台。

　　(2)材料:污物桶、废液缸、医用一次性口罩、医用一次性帽子、手套、毛巾、肥皂、记号笔、加样器、0.2 μL 灭菌八连排。

（3）试剂：LAMP 2× Master Mix、LAMP Primer（FIp BIp F3 B3）、LAMP Fluorescence Dye、模板、无菌水、待测样品 DNA、纯水等。

四、实验内容

（一）试剂和样本的制备

（1）将试剂室温放置，待其平衡至室温后，混匀后使用。

（2）根据检测的样本数量（包括模板和空白对照）配制反应混合液。

（二）待测样品的准备

待测样品需先灭活（56 ℃，30 min），提取核酸后用于检测。

（三）反应体系

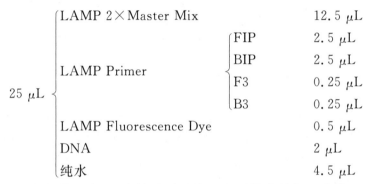

注：因引物上样量小，反应体系需要按照所测样本量加 2 个体系混合配制。

（四）反应条件

$$\begin{cases} 65\ ℃,30\ min \\ 98\ ℃,1\ min \\ 80\ ℃ \end{cases}$$

反应温度：60～65 ℃，进行恒温扩增。

反应时间：一般为 0.5～1 h。

失活温度：温度升高使得酶失活，80 ℃反应 2 min 蛋白酶失活，停止反应。

（五）PCR

样本上机，进行 PCR 扩增，0.3～1 h。

（六）电泳

观察结果 1% 琼脂糖凝胶电泳检测 PCR 结果，紫外灯下判定结果。

（1）配胶：100 mL 1× TAE 缓冲液中加入 1 g 琼脂糖粉，加热融化，温度降到 50 ℃左右备用。

（2）插入梳子，铺胶，冷却后，拔掉梳子，加入 1×TAE 缓冲液，准备电泳。

（3）取 10 μL PCR 产物加入适量缓冲液混匀，上样，电泳。电泳条件为电压 50 V，1 h。

（4）结果的判定：紫外灯下观察结果，是否有目的条带的出现。

（七）整理消毒实验台及实验室

用消毒液擦拭实验台，紫外线照射房间 30 min。

五、注意事项

（1）病原体的核酸提取和核酸检测过程都应在生物安全 2 级实验室进行，有实验室分区和防污染的程序，并应在生物安全风险评估的基础上，采取适当的个体防护措施，包括手套、口罩和隔离衣等。如图 4-5-2 所示。

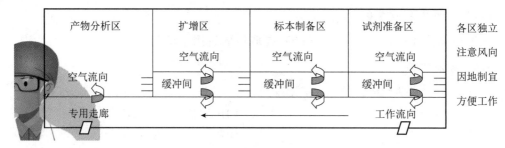

图 4-5-2　核酸检测实验室"分区"图

（2）如采用非灭活型标本采样管的生物样本应先灭活处理，使用 56 ℃孵育 30 min 热灭活的处理方式。且检测完成后的剩余标本应装入专用密封废物转运袋中进行压力蒸汽灭菌处理，随后随其他医疗废物一起转运出实验室进行销毁处理。

（3）检测前需要对生物样本进行核酸提取，如可能是 RNA 病毒，需要低温操作，防止 RNA 降解。

第二节　其他核酸快速检测方法

一、重组酶聚合酶扩增

重组酶聚合酶扩增（recombinase polymerase amplification，RPA）被称为是可以替代 PCR 的核酸检测技术。RPA 技术主要依赖于三种酶：能结合单链核酸（寡核苷酸引物）的重组酶、单链 DNA 结合蛋白（SSB）和链置换 DNA 聚合酶。这三种酶的混合物在常温下也有活性，最佳反应温度在 37 ℃左右。

（一）RPA 技术原理

重组酶与引物结合形成的蛋白-DNA 复合物，能在双链 DNA 中寻找同源序列。一旦引物定位了同源序列，就会发生链交换反应形成并启动 DNA 合成，对模板上的目标区域进行指数式扩增。被替换的 DNA 链与 SSB 结合，防止进一步替换。在这个体系中,由 2 个相对的引物启动一个合成事件。整个过程进行得非常快,一般可在十分钟之内获得可检出水平的扩增产物。

常温下的单分子核酸检测技术对硬件设备的要求很低,特别适合用于体外诊断、兽医诊断、食品安全、生物安全、农业等领域。

(二) RPA 与 LAMP 对比

(1) LAMP:环介导等温扩增法的特征是针对目标 DNA 链上的 6 个区段设计 4 个不同的引物,然后再在一定温度下进行链置换反应。反应只需要把基因模板、引物、链置换型 DNA 合成酶、基质等共同置于一定温度下(60～65 ℃)经一个步骤即可完成。

(2) RPA:主要依赖于能结合单链核酸(寡核苷酸引物)的重组酶、单链 DNA 结合蛋白(SSB)和链置换 DNA 聚合酶三种酶。

重组酶与引物结合形成的蛋白-DNA 复合物,能在双链 DNA 中寻找同源序列。一旦引物定位了同源序列,就会发生链交换反应形成并启动 DNA 合成,对模板上的目标区域进行指数式扩增。被替换的 DNA 链与 SSB 结合,防止进一步替换。在这个体系中,由 2 个相对的引物启动一个合成事件。如表 4-5-1 所示。

表 4-5-1　RPA 与 LAMP 对比

参数	LAMP	RPA
开发公司	日本荣研生物	英国 TwistDx
酶组分	链置换 DNA 聚合酶	重组酶,单链结合蛋白,链置换 DNA 聚合酶
最适反应温度	60～65 ℃	37～40 ℃
反应时间	40 min 左右	15 min 左右
引物数	2 对	1 对
状态	液体	冻干
检测方法	目视,比浊检测	电泳,测流试纸,探针法荧光定量
可否用于下游应用	否	否
仪器	水浴锅或恒温箱	无需任何仪器
价格	价格相对较高	价格高
硬性缺点	气溶胶,假阳性	终端检测相对复杂

二、sPAMC 非经典 PAM 介导的核酸检测一步法

sPAMC 是一种基于 CRISPR 技术开发的新型病毒检测方法,集众多优点于一体:快速、易于使用且灵敏度高。检测可以在 20 min 内完成检测,同时可以对未提取样品行进一步检测,并且与 RT-qPCR 一样灵敏、可靠、灵活。

CRISPR/Cas 系统不仅用于基因编辑,也被研发为核酸检测工具。Cas12 和 Cas13 特异性切割双链 DNA 底物(顺式切割)后,会激活其非特异性切割单链 DNA 或 RNA 的能力(反式切割)。CRISPR 特异性由两部分共同决定,一部分是 crRNA 和靶 DNA 之间的碱基配对,另一部分是 Cas 蛋白复合体和位于靶 DNA 旁的短序列形成非共价结合,

后者被称为 PAM (protospacer adjacent motif)。Cas12 搜寻到底物上的 PAM 序列,在 crRNA 和靶 DNA 碱基配对之后,进而特异性切割 dsDNA,随后激活其反式切割能力,快速降解单链 DNA 报告系统,释放出荧光信号。通过比较新冠病毒序列中 4 个位点的非经典 PAM (VTTV,TVTV,VTTV) 和经典 PAM (TTTV) 的反式切割活力和一步法效率,发现和经典 PAM 相比,非经典 PAM 检测速度显著加快,将灵敏度提高了 10～100 倍,大幅度提升信号的稳定性。在一步法反应中,等温扩增和 CRISPR 检测存在竞争关系。Cas12a 遇到经典 PAM 时,由于切割能力过强,等温反应扩增出来的目的片段被快速消耗,难以达到指数扩增,导致底物无法有效富集,荧光信号延迟产生且不稳定;而对于非经典 PAM 介导的一步法,Cas12a 和底物的结合能力弱。在反应初期,等温扩增占据主导地位,快速富集足够的底物,为反应后期 Cas12a 切割和荧光释放奠定前期基础。RPA 和 Cas12a 同时进行,如图 4-5-3 所示。

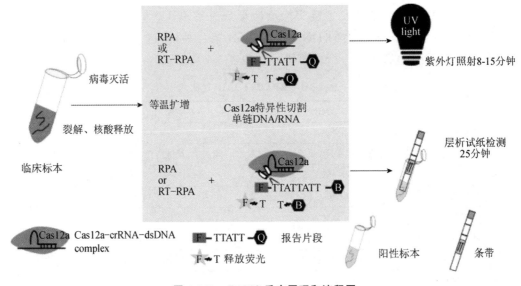

图 4-5-3　sPAMC 反应原理和流程图

（严　敏　付　婷）

第五部分 消毒、杀虫、灭鼠

生物威胁发生后，应尽快判断和划定存在生物威胁的污染区和存在传染源的疫区范围，以便迅速组织人力、物力对污染区和疫区的人员、装备、场所等进行有效的隔离、观察、消毒、杀虫和灭鼠的处理措施，以保证人员安全，并且能够继续执行任务和维持正常的公共秩序，减少损失。

第一章

消毒

消毒是切断病原体传播途径、防止传染病发生和流行的重要措施之一。

一、实训目的

(1) 学会消毒装备(喷雾器)的使用方法。

(2) 学会消毒液的配制方法。

(3) 学会不同场所的消毒方法。

二、实训原理

消毒指用物理或化学方法杀灭或清除被污染的生物战剂以达到无害化处理。消毒剂的化学原理是采用强氧化作用,漂白粉、双氧水和高锰酸钾具有相同的化学属性(强氧化性),即改变微生物或病毒的蛋白质结构,进而造成微生物或病毒不能进行正常代谢而死亡,从而达到消毒作用。

三、实训材料

(1) 仪器:天平、量杯、塑料桶、背负式手动喷雾器、背负式机动喷雾器、汽油、机油。

(2) 材料:卫生防疫服、医用一次性口罩、防护目镜、乳胶手套、线手套、胶靴、毛巾、肥皂、消毒液等。

(3) 消毒药物:漂白粉、漂白精等。

四、操作内容

(一) 器材装备准备

(1) 防护装备准备。

(2) 消毒器械准备。

①背负式手动喷雾器(图 5-1-1)。

②背负式电动喷雾器(图 5-1-2)。

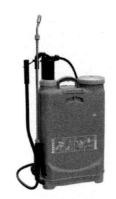   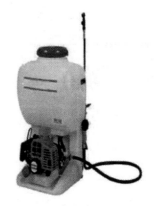

图 5-1-1   背负式手动喷雾器   图 5-1-2   背负式电动喷雾器

(3)消毒药物准备。

(4)消毒药物配制装备准备。

(二)个体防护装备着装操作

防疫服、防护帽、口罩、手套、防护眼罩、胶靴的穿戴操作详见本书第二部分第一章。

(三)消毒液的配制

根据不同消毒场所需求,有效氯含量为 500 mg/L 的消毒液主要用于一般场所预防性消毒;有效氯含量为 2 000 mg/L 的消毒液主要用于污染重点场所的消毒和疫源地终末消毒;分组配制有效氯含量为 500 mg/L、有效氯 2 000 mg/L 的消毒液,配制步骤如下:

(1)先用少许水将漂白粉调成糊状使其在容器内充分溶解后,加足量水,用有氯测卡测试浓度,达到理想的使用浓度后,容器加盖,待 30 min 左右赋形剂下沉,取其上清液使用。

(2)按照漂白粉的有效氯含量计算所需漂白粉量,配制成有效氯含量为 500 mg/L 的消毒液,对教室、宿舍进行室内消毒。

(3)喷雾器中加自来水 10 L,按照漂白粉精的有效氯含量计算所需漂白粉量,加入喷雾器中,配制成有效氯含量为 500 mg/L 的消毒液,对教室、宿舍、走廊进行室内消毒。

(4)按照漂白粉的有效氯含量计算所需漂白粉量,配制成有效氯含量为 2 000 mg/L 的消毒液,对厕所、垃圾站及卫生死角进行消毒。

(四)手动喷雾器的使用方法

(1)正确安装喷雾器零部件。检查各连接是否漏气,使用时,先装入清水试喷,然后再装药剂。

(2)正式使用时,药液的液面不能超过安全水位线。喷药前,先扳动摇杆 10 余次,使桶内气压上升到工作压力。扳动摇杆时不能过分用力,以免气室爆炸。

（3）初次装药液时，由于气室及喷杆内含有清水，在喷雾起初的 2～3 min 内所喷出的药液浓度较低，所以应注意补喷，以免影响消毒效果。

（4）工作完毕，应及时倒出桶内残留的药液，并用清水洗净倒干。同时，检查气室内有无积水，如有积水，要拆下接头放出积水。

（5）若短期内不使用喷雾器，应将主要零部件清洗干净，擦干装好，置于阴凉干燥处存放。若长期不用，则要将各个金属零部件涂上黄油，防止生锈。

（6）在使用中常出现的故障及排除方法：

①喷雾压力不足，雾化不良：若因进水球阀被污物搁起，可拆下进水阀，用布清除污物；若因皮碗破损，可更换新皮碗；若因连接部位未装密封圈，或因密封圈损坏而漏气，可加装或更换密封圈。

②喷不成雾状：若因喷头体的斜孔被污物堵塞，可疏通斜孔；若因喷孔堵塞，可拆开清洗喷孔，但不可使用铁丝或铜针等硬物捅喷孔，防止孔眼扩大，使喷雾质量变差；若因套管内滤网堵塞或过水阀小球搁起，应清洗滤网及清洗搁起小球。

③开关漏水或拧不动：若因开关帽未拧紧，应旋紧开关帽；若因开关芯上的垫圈磨损，应更换垫圈；开关拧不动，原因是放置较久，或使用过久，开关芯因药剂的浸蚀而粘结住，应拆下零件在煤油或柴油中清洗；拆下有困难时，可在煤油中浸泡一段时间再拆卸，不可用硬物敲打。

④各连接部位漏水：若因接头松动，应旋紧螺母；若因垫圈未放平或破损，应将垫圈放平，或更换垫圈；若因垫圈干缩硬化，可在动物油中浸软后再使用。

（五）电动喷雾器的使用方法

（1）分别将燃料油和药液装好，检查是否有渗漏。

（2）发动机器：

①准备：先打开油路阀门，再打开汽化器旁边的风门开关（半开），将油门控制杆向上调至二档。

②发动：左脚踩住机底架，左手扶住药液箱，右手拉绳发动（新机要多拉几次，让燃料油进入机缸内）。关机：先关药液管阀门，后关油路阀门。

（3）背负喷雾：

①背负：一人从机后双手提起机器，协助另一人背后上肩背机。

②调整动力：调至较适宜的转速。

③喷雾：打开药液开关，喷雾（若雾粒过粗，调整喷头上的雾粒螺旋）。

（4）一般故障排除：

①不能启动或启动困难：若因油箱无油，应补充；若因油路不畅通，应清理；若因燃油过脏或油中有水，应换油；若因电路上的火花塞不打火，积炭过多，应清除积炭；若因绝缘体被击穿，应更换。

②发动机运转不平稳：若因主要部件磨损，运转中产生敲击抖动现象，应更换部件。

③运转中突然熄火：若因燃油烧完，应加油；若因高压线脱落，应重新接好；若因油门操纵杆脱解，应修复；若因火花塞被击穿，应更换。

④喷射不雾化:若因转速低,应加速;若因风机叶片变形,应更换;若因喷头堵塞,应清洗。

(六) 各种污染对象的常用消毒方法

(1) 地面、墙壁、门窗:对细菌繁殖体和病毒的污染,用 0.2%～0.5% 过氧乙酸溶液,或 500～1 000 mg/L 二溴海因溶液,或 1 000～2 000 mg/L 含氯消毒剂溶液喷雾。泥土墙吸液量为 150～300 mL/m²,水泥墙、木板墙、石灰墙为 100 mL/m²。对上述各种墙壁的喷洒消毒剂溶液不宜超过其吸液量。作用时间应不少于 60 min。有芽孢污染时应用 0.5%～1.0% 过氧乙酸溶液或 30 000 mg/L 含氯消毒剂进行喷洒。喷洒量与繁殖体污染时相同,作用时间不少于 120 min。

(2) 空气:房屋经密闭后,对细菌繁殖体和病毒的污染,每立方米用 15% 过氧乙酸溶液 7 mL(1 g/m³),对细菌芽孢的污染每立方米用 20 mL(3 g/m³),放置瓷或玻璃器皿中加热蒸发,熏蒸 2 h,即可开门窗通风;或以 2% 过氧乙酸溶液(8 mL/m³)气溶胶喷雾消毒,作用 30～60 min。

(3) 衣服、被褥:被细菌繁殖体或病毒污染时,耐热、耐湿的纺织品可煮沸消毒 30 min,或用流通蒸汽消毒 30 min,或用 250～500 mg/L 含氯消毒剂浸泡 30 min;不耐热的毛衣、毛毯、被褥、化纤尼龙制品等,可采用过氧乙酸熏蒸消毒。熏蒸消毒时,将欲消毒衣物悬挂室内(勿堆集一处),密闭门窗,封好缝隙,每立方米用 15% 过氧乙酸 7 mL(1 g/m³),放置瓷或玻璃容器中,加热熏蒸 1～2 h。被细菌芽孢污染时,也可采用过氧乙酸熏蒸消毒。熏蒸消毒方法与被繁殖体污染时相同,用药量为每立方米 15% 过氧乙酸 20 mL(3 g/m³);或将被消毒物品置环氧乙烷消毒柜中,在温度为 54 ℃,相对湿度为 80% 下,用环氧乙烷气体(800 mg/L)消毒 4～6 h;或用高压灭菌蒸汽进行消毒。

(4) 患者排泄物和呕吐物:稀薄的排泄物或呕吐物,每 1 000 mL 可加漂白粉 50 g 或 2 0000 mg/L 有效氯含氯消毒剂溶液 2 000 mL,搅匀放置 2 h。尿液每 1 000 mL 加入干漂白粉 5 g 或次氯酸钙 1.5 g 或 10 000 mg/L 含氯消毒剂溶液 100 mL 混匀放置 2 h。成形粪便不能用干漂白粉消毒,可用 20% 漂白粉乳剂(含有效氯 5%),或 50 000 mg/L 含氯消毒剂溶液 2 份加于 1 份粪便中,混匀后,作用 2 h。

(5) 餐(饮)具:首选煮沸消毒 15～30 min,或流通蒸汽消毒 30 min。也可用 0.5% 过氧乙酸溶液,或 250～500 mg/L 二溴海因溶液,或 250～500 mg/L 有效氯含氯消毒剂溶液浸泡 30 min 后,再用清水洗净。

(6) 食物:瓜果、蔬菜类可用 0.2%～0.5% 过氧乙酸溶液浸泡 10 min,或用 12 mg/L 臭氧溶液冲洗 60～90 min。患者的剩余饭菜不可再食用,应煮沸 30 min,或用 20% 漂白粉乳剂、50 000 mg/L 有效氯含氯消毒剂溶液浸泡消毒 2 h 后处理。也可焚烧处理。

(7) 盛排泄物或呕吐物的容器:可用 2% 漂白粉澄清液(含有效氯 5 000 mg/L),或 5 000 mg/L 有效氯含氯消毒剂溶液,或 0.5% 过氧乙酸溶液浸泡 30 min。浸泡时,消毒液要漫过容器。

(8) 家用物品、家具、玩具:可用 0.2%～0.5% 过氧乙酸溶液,或 1 000～2 000 mg/L 含氯消毒剂进行浸泡、喷洒或擦洗消毒。布制玩具尽量作焚烧处理。

（9）纸张、书报：可采用过氧乙酸或环氧乙烷气体熏蒸［消毒剂量和方法同（3）］，无应用价值的纸张、书报焚烧。

（10）手部与皮肤：用 0.5% 碘伏溶液（含有效碘 5 000 mg/L）或 0.5% 氯己定醇溶液涂擦，作用 1～3 min。也可用浓度 75% 乙醇或 0.1% 苯扎溴铵溶液浸泡 1～3 min。必要时，用 0.2% 过氧乙酸溶液浸泡，或用 0.2% 过氧乙酸棉球、纱布块擦拭。

（11）病人尸体：对鼠疫、霍乱和炭疽病人的尸体用 0.5% 过氧乙酸溶液浸湿的布单严密包裹，口、鼻、耳、肛门、阴道要用浸过 0.5% 过氧乙酸的棉球堵塞后尽快火化。土葬时，应远离水源 50 m 以上，棺木应在距地面 2 m 以下深埋，棺内尸体两侧及底部铺垫厚达 3～5 cm 漂白粉，棺外底部铺垫厚 3～5 cm 漂白粉。

（12）动物尸体：因鼠疫、炭疽、狂犬病等死亡的动物尸体，一经发现应立即深埋或焚烧，并应向死亡动物周围（鼠为 30～50 cm，大动物为 2 m）喷撒漂白粉。

（13）运输工具：车、船内外表面和空间，可用 0.5% 过氧乙酸溶液或 10 000 mg/L 有效氯含氯消毒剂溶液喷洒至表面湿润，作用 60 min。密封空间，可用过氧乙酸溶液熏蒸消毒。对细菌繁殖体的污染，每立方米用 15% 过氧乙酸 7 mL（1 g/m³），对细菌芽孢的污染用 20 mL（3 g/m³）蒸发熏蒸消毒 2 h。对密闭空间还可用 2% 过氧乙酸进行气溶胶喷雾，用量为 8 mL/m³，作用 60 min。

（14）厕所：厕所的四壁和地面的消毒，方法同（1）。粪坑内的粪便可按粪便量的 1/10 加漂白粉，或加其他含氯消毒剂干粉或溶液（使有效氯作用浓度为 20 000 mg/L），搅匀作用 12～24 h。

（15）垃圾：可燃物质尽量焚烧，也可喷洒 10 000 mg/L 有效氯含氯消毒剂溶液，作用 60 min 以上。消毒后深埋。

（16）污水消毒：

①疫点内的生活污水，应尽量集中在缸、桶中进行消毒。每 10 L 污水加入 10 000 mg/L 含氯消毒溶液 10 mL，或加漂白粉 4 g。混匀后作用 1.5～2 h，余氯为 4～6 mg/L 时即可排放。

②对疫区内污染的生活污水，可使用含氯消毒剂进行消毒。消毒静止的污水水体时，应先测定污水的容积，而后按有效氯 80～100 mg/L 的量将消毒剂投入污水中。搅拌均匀，作用 1～1.5 h。检查余氯含量在 4～6 mg/L 时，即可排放。对流动污水的水体，应作分期截流。在截流后，测污水容积，再按消毒静止污水水体的方法和要求进行消毒与检测。符合要求后，放流，再引入并截流新来的污水，如此分期依次进行消毒处理。

（七）室内消毒

按分组到指定的不同场所地点展开消毒，重点对室内、帐篷内进行消毒。

（1）由外向内对地面喷雾一次，喷距以 1.0～2.0 m 为宜，进入室内，关好门窗；若消毒目标为帐篷，可以在帐篷外面关闭窗户。

（2）由里向外对家具、墙壁、门窗等顺序消毒，喷量以消毒剂溶液可均匀覆盖物品表面为度。喷雾时，自上而下，由左至右。

（3）室内消毒完毕后再由内向外重复喷雾一次。

（4）在消毒剂作用 30～60 min 后，打开门窗，消散空气中残留的消毒剂雾粒。

（八）消毒效果评价

（1）配制空气培养平板。

（2）在消毒前后分别在室内的东、南、西、北、中五处水平放置已打开盖子的平板；让培养基在空气中暴露 5 min，盖好盖子，在 37 ℃倒置平板，水平放置。

（3）在消毒后分别在采血室的东、南、西、北、中五处水平放置已打开盖子的平板；让培养基在空气中暴露 5 min，盖好盖子，在 37 ℃倒置平板，水平放置。

（4）培养 16～20 h 后计数 5 个平板的菌落数，并算出每个平板的菌落数，以 CFU/平板表示。

（5）计算杀灭率：杀灭率＝[（消毒前菌落数－消毒后菌落数）/消毒前菌落数]×100％。

（6）撰写实训报告及小结。

五、注意事项

（1）在机动喷雾器、手动喷雾器使用过程中注意保护自己避免发生意外碰伤、擦伤和烫伤。

（2）消毒液的配制严格按照步骤进行，避免发生意外泼洒至眼睛、皮肤等处。

（3）消毒前须穿戴好个体防护装备，消毒工作严格按照有关规定实施，严禁嬉笑打闹。

（4）禁止在喷雾过程中吸烟、饮食。

（5）喷雾时必须站在上风向，严禁逆风向喷雾。

（6）喷雾结束后，清洗药液箱，保持机体清洁。

六、思考题

（1）如何配制消毒液？

（2）如何消毒教室？

（张　磊　温乐基）

第二章

杀虫

近年来化学杀虫剂的发展很快,种类繁多,但完全符合理想杀虫剂要求的化合物较少。对理想杀虫剂的要求有:①高效速效。低剂量下有强大的杀虫作用,短时间内即可杀灭有害昆虫。②广谱多用。对多种有害昆虫的成虫或幼虫等都具有良好的杀灭效果。③低毒无害。对人畜低毒无害,使用安全,在使用剂量的范围内对鱼、蜜蜂等有益的农业昆虫无害。④长效低残毒。药物在外界经过一定时间能自然降解,不污染环境,不对环境造成危害。⑤昆虫不易产生抗性。在使用过程中,不易产生抗药性或不易产生交互抗性。⑥原料易得。生产容易,价格低廉,使用方便。

现在我国生产或使用的杀虫剂种类主要有新烟碱类杀虫剂(吡虫啉、啶虫脒等),有机磷(敌百虫、乐果),有机氮(叶蝉散、螟蛉畏),氨基甲酸酯(西维因、呋喃丹),拟除虫菊酯(溴氰菊酯、氰戊菊酯),昆虫生长调节剂(昆虫激素类),有机氯杀虫剂(硫丹等);杀螨剂类杀虫剂,如哒螨灵、克螨特等;昆虫生长调节剂类杀虫剂,如虫酰肼、抑食肼等;沙蚕毒素类杀虫剂,如杀螟丹、杀虫双等;苯甲酰脲类杀虫剂,如除虫脲、噻嗪酮等。其他类杀虫剂,如兼有触杀和一定的内吸作用的氟虫腈和溴虫腈,具有胃毒及触杀作用的,如虫螨腈和茚虫威,无农药残留和环境友好的物理杀虫法,如灯光诱杀、植物诱杀、糖醋液诱杀、性诱剂诱杀、草把诱杀、黄板或灭蝇纸诱杀等。

一、实训目的

能使用基本器械展开杀虫。

二、实训原理

(1) 胃毒作用。药剂经过害虫口器摄入体内,到达中肠后被肠壁细胞吸收,然后进入血腔,并通过血液流动传到虫体的各部位而引起害虫中毒死亡。主要对咀嚼式口器的害虫起作用。

(2) 触杀作用。药剂通过接触害虫表皮、气门、足等部位进入虫体而引起害虫中毒死亡。喷射时一定要将药液喷到虫体上,才能起到毒杀害虫的作用。

（3）熏蒸作用。药剂以气体状态通过害虫呼吸系统进入虫体内，从而使害虫中毒死亡。典型的熏蒸杀虫剂都具有很强的气化性，或常温下就是气体（如溴甲烷）。药剂以气态形式进入害虫体内，因此在施药时必须密闭使用，而且需要较高的环境温度和湿度。

（4）内吸作用。药剂施用到植物体上并被植物体吸收，通过输导组织传送到植物体的各部分，害虫吸食植物汁液后中毒死亡。内吸杀虫剂主要用于防治刺吸式口器害虫。植物在日出前后呼吸作用最强，所以在日出前后处理植株防效好。

（5）昆虫生长调节作用。药剂通过抑制昆虫生长发育，如抑制蜕皮、抑制新表皮的形成以及抑制取食等方式而导致害虫死亡。

三、实训材料

（1）器材、装备：天平、量杯、水塑料桶、背负式手动喷雾器、背负式机动热烟雾机，汽油、机油等。

（2）个体防护用品：卫生防疫服、医用一次性口罩、防护目镜、乳胶手套、线手套、胶靴、毛巾、肥皂等。

（3）药品：杀虫剂（溴氰菊酯）等。

四、操作内容

（一）器材、个体防护准备

背负式手动喷雾器、背负式机动热烟雾机的携带使用方法详见本书第五部分第一章；卫生防疫服、医用口罩、防护目镜、乳胶手套、线手套、胶靴的穿戴详见本书第二部分第一章。

（二）杀虫剂的准备

（1）按分组配制不同杀虫剂。操作人员穿好防护服，戴上医用一次性帽子、口罩和手套、胶靴。

（2）在喷洒药剂时，根据实际情况，选择好剂型，按照说明书进行浓度配比。

（三）不同场所杀虫

按分组到指定的预想地点展开杀虫。

（1）办公场所灭跳蚤：对于大面积传播的区域如办公室、店面、车间等来说，必须选择合适的药物，使用专业的器械，采用适当的方法，才能达到理想的效果。在实际操作中，使用喷雾器，进行大面积室内药物滞溜喷洒；使用电动超低容量喷雾机进行空间药物喷洒。两种器械结合使用，使大面积室内灭治跳蚤工作达到较大功效。

（2）家庭灭跳蚤：一般家庭而言，可能灭蚤的主要措施是在清洁宠物体表的同时，持续使用一些高效低毒的杀虫剂对滋生场所进行常规滞留喷洒。喷洒杀虫剂后，立即离开现场，3 h 以后，打开门窗充分通风换气后，方可进入室内。

（3）仓库灭跳蚤：仓库中跳蚤一般是由野猫或老鼠密度太大引起的，或是搬运东西时由库外带入,所以仓库灭蚤先要清除滋生地,宜平时结合灭鼠、防鼠进行,包括清除鼠窝、堵塞鼠洞、堵塞野猫进入的途径,室内暗角等并用各种杀虫剂杀灭残留的成蚤及其幼虫。

(四) 不同气象条件下杀虫

(1) 近地层空气的垂直动向:近地层空气垂直稳定状态是成功施放杀虫烟、雾的先决条件。通常药雾贴地运行效果才好。在空旷地带,晴天日出后 1 h,近地层空气即可产生上下对流,约至日落后 1 h 才停止。故此时不宜使用粒径小于 20 μm 的喷雾,否则雾随上升气流升腾消散,不能打击植丛中的害虫;只宜使用粗雾滴喷洒,但直升飞机喷雾仍可发挥作用,因其推进器产生向地面加压的气流,有利于使药雾穿透植丛。

(2) 风向:在空气的垂直分布稳定时,水平的风向便起主导作用。风向的稳定与否,决定效果的优劣。通常,晴天比阴天风向稳定,夜间比白昼风向稳定。在雷雨将至或晴雨交替之际,地面上空冷热气团交锋,风向往往顺逆不定,此时多不宜喷雾。

(3) 风速:通常认为大风速有利于较大雾粒发挥作用。在风速小或几乎无风时,喷出的药雾积聚在狭小范围之内,达不到大面积覆盖的效果。

(4) 异常天气:大雨可抑制昆虫活动,野外可不作杀虫处理。小雨不妨碍昆虫活动,可常规杀虫喷雾。

五、注意事项

(1) 机动热烟雾机、手动喷雾器使用过程中注意保护自己避免发生意外碰伤、擦伤和烫伤。

(2) 杀虫液的配制严格按照说明书的步骤进行,避免发生意外泼洒至眼睛、皮肤等处。

(3) 杀虫前须穿戴好个体防护装备,杀虫工作严格按照有关规定实施,严禁嬉笑打闹。

(4) 喷雾结束后,及时清洗药液箱,保持机体清洁。

（孙慧敏　陆振华　张　磊）

第三章

灭鼠

在医学上灭鼠是指消灭能作为传染源的啮齿动物。啮齿动物是许多病原体的储存宿主或传染源,通过体外寄生虫的叮咬、排泄物污染、机械携带以及直接啃咬等方式使人得病。

一、实训目的

能使用几种灭鼠方法开展灭鼠行动。

二、实训原理

(1) 器械灭鼠法的作用原理:利用物理学的原理(力学平衡原理和杠杆作用)制成捕鼠器械,使用诱饵将鼠吸引至捕鼠器械处实现灭鼠。

(2) 药物灭鼠的作用原理:①作用于中枢神经,拮抗或干扰 γ-氨基丁酸(GABA),导致其中枢神经系统受损,从而抑制呼吸和心脏功能。②作用于消化系统,增强鼠肠道吸收钙和磷的能力,使骨骼基质中储存的钙进入血液,减少肾脏对钙的排泄,升高血液中的钙含量,最终导致鼠肾、心、肺、胃等器官软组织钙化,因高钙血症死亡。③作用于凝血系统,抗凝血杀鼠剂中毒机制主要是干扰肝脏对维生素 K 的利用,抑制凝血因子 II、VII、IX、X,影响凝血酶原合成,使凝血时间延长,代谢产物可破坏毛细血管壁。

三、实训材料

(1) 器材、装备:鼠夹、捕鼠笼、粘鼠板等。

(2) 个体防护用品:卫生防疫服、医用一次性口罩、防护目镜、乳胶手套、线手套、胶靴、毛巾、肥皂等。

(3) 药品:灭鼠药(毒饵)等。

四、操作内容

(一) 物理灭鼠法

1.鼠夹

利用弹簧的强力弹压作用,夹住触动诱饵的老鼠。鼠夹可分为大型鼠夹、中型鼠夹、小型鼠夹。捕褐家鼠宜用大型鼠夹,捕黑线姬鼠可用中型鼠夹。若用大型鼠夹夹捕小家鼠,宜在铁丝环中间加一根铁丝横梁,以防漏网。

2.鼠笼

鼠笼为长方形或圆形,铁丝笼的网眼孔径应小于 0.5 cm,以防鼠钻出。有些鼠笼如倒须捕鼠笼、踏板式鼠笼等,鼠只能进不能出,可实现连续捕鼠,适用于鼠多的场所。

3.电子捕鼠器

(1) 安装:在鼠的必经之路上布线,利用木器腿等绝缘物用 φ0.3～0.6 mm 的铁丝拉紧,离地 1～1.5 cm 为宜。接通捕鼠线,外壳接上地线,把警铃拉至接班室,接通电源。打开电门检查,如铃响,说明捕鼠线接地,关闭电门,重新处理保证绝缘,即可开机使用。

(2) 开机:如褐家鼠每天黄昏和黎明是出洞寻食高峰,此时开机捕鼠最好。

(3) 捕鼠:铃响一次往往有 2～3 只鼠同时触电。触电 2～4 s,鼠休克 3～4 min,10 min 左右后才能活动。触电 10 s 以上,大部分鼠当场死亡。

4.粘鼠板

粘鼠板适用于火车、船舶、舰艇以及不宜于用毒饵灭鼠的场所。在 16 cm² 的木板、铁片或硬纸上用粘鼠胶 50 g 涂成环状,中间空白处放诱饵。粘鼠胶厚度为 1 个硬币时可粘小家鼠,厚度为 2 个硬币时可粘褐家鼠。

5.压板

压板是使用比较广泛的灭鼠方法,在室内、房前屋后、场院、草垛、库房等处均可使用。用一支架支撑起(或吊起)石板、木板、宽砖重压板,并在支架上放置好诱饵。当鼠取食诱饵时,触动支架,重物即落下,将其压死。

(二) 化学灭鼠法

1.灭鼠剂

(1) 速效灭鼠剂:又称急性灭鼠剂或单剂量灭鼠剂,包括磷化锌、毒鼠磷、氟乙酰胺(1081)、氟乙酸钠(1080)、毒鼠强(四二四、没鼠命)等。氟乙酰胺、氟乙酸钠、毒鼠强等因其毒性强,无特效解毒剂,很容易引起人、畜中毒,国家已明令禁用。实际上,灭鼠的主要要求是效果和安全两方面,而在这两方面急性灭鼠剂都存在着较大的缺陷。

(2) 缓效灭鼠剂:又称慢性灭鼠剂或多剂量灭鼠剂,包括:敌鼠钠盐、氯鼠酮、杀鼠灵、杀鼠迷、溴敌隆、大隆、杀它仗等。从效果和安全两方面衡量,慢性灭鼠剂是理想的和科学的灭鼠剂。

（3）C型肉毒梭菌素：作为生物毒素灭鼠剂，是迄今为止最强的神经毒素之一，具有广谱、高效、低毒、无残留等特点。因此提倡使用C型肉毒梭菌毒素灭鼠。

（4）植物性杀鼠剂：马钱子、红海葱等。

（5）毒饵灭鼠：将毒物加入食物、水、粉、糊或草中，使鼠食入致死的灭鼠方法，称为毒饵灭鼠，这类毒物通称灭鼠剂。灭鼠剂是在鼠的胃肠道被吸收后引起中毒的，所以其常被称为肠毒剂或胃毒剂。

①诱饵和添加剂。

a.整粒谷物或其碎片，如小麦、大米、荞麦、高粱、小米、碎玉米等。

b.粮食粉，如玉米面、面粉等，主要用于制作混合毒饵。在粮食粉中也可加入鱼粉等，以提高适口性。

c.压缩颗粒，多种粉末按一定比例混合，压成条状颗粒，常用作诱饵。

d.瓜菜或水果，如白薯、胡萝卜、西瓜皮、黄瓜和苹果等，主要用于沾附毒饵，现配现用。

e.粮食粉加蜡：粮食粉混匀后倒入熔化的蜡中制成蜡块毒饵，用于潮湿处。

②毒饵的配制。

毒饵灭鼠时，除集中使用可靠的商品毒饵外，自配毒饵应从以下3个方面严格要求：

a.灭鼠剂、诱饵、沾着剂等必须符合标准。不用含量不足、杂质太多的灭鼠剂，不用不新鲜或鼠类不爱吃的诱饵，不用影响适口性的添加剂（如陈仓谷物、变质食物、酸败植物油等）。

b.使用高毒力的灭鼠剂时，应先将灭鼠剂制成母粉或母液，再与诱饵相混。

c.灭鼠剂的浓度要适中，对慢性药来说，提高浓度并不能相应提高灭鼠速度。最常用的毒饵配制方法为浸泡法、沾附法、混匀法及用加蜡成形法制成蜡块毒饵。

③毒饵的投放，应由受过培训的人员进行。划片承包，责任到人。布放方法要针对鼠类的活动特点因地制宜。常用的投饵方法有按洞投饵、按鼠迹投放、等距投放和毒饵包和毒饵盒。

2.熏蒸剂

熏蒸剂包括化学熏蒸剂、灭鼠烟剂，如氯化苦、溴甲烷、磷化锌等。其优点是不受鼠取食行动的影响，且作用快，无二次毒性；缺点是用量大，施药时防护条件及操作技术要求高，操作费工，适宜于室内专业化使用，不适宜散户使用。

3.化学绝育剂

这是防治有害动物的新途径，也是生物防治的组成部分。使雄鼠绝育的化合物用抑制精子生成的药物处理雄性动物比较方便，不需考虑动物的生殖周期变化，而且作用持久，终身绝育。

4.驱鼠剂和诱鼠剂

驱鼠剂的作用是驱避鼠，使鼠不愿意靠近施用过药剂的物品，以保护物品不被鼠咬。诱鼠剂是将鼠诱集，但不直接杀害鼠的药剂。

（三）生物灭鼠法

生物灭鼠包括两个很不相同的内容：其一是常见的利用鼠的天敌（猫、鹰等）捕食鼠类，其二是利用对人、畜无害而对鼠有致病力的病原微生物或体内寄生虫，使鼠得病死亡。

五、注意事项

（1）要到有经营灭鼠药资格的部门购买灭鼠药。
（2）要了解所用灭鼠药的成分、安全解毒方法。
（3）要把灭鼠药放在儿童取不到的地方。
（4）人万一误食灭鼠药应立即送医院就医。

六、思考题

（1）如何放置鼠药，误食毒鼠药时如何开展紧急救治？
（2）死鼠如何处理？

（陆振华　孙慧敏　张　磊）

第四章

生物安全泄漏应急处置箱

当现场发生生物安全泄漏事件,尤其是在人口密集处或交通枢纽等重要区域,应尽快采取相应应急处置,将危害降到最低。

一、实训目的

(1) 总结生物安全泄漏后处置箱的组成。
(2) 学会生物安全泄漏的快速处置方法。

二、原理

消毒指用物理或化学方法杀灭或清除污染的生物战剂以达到无害化处理。漂白粉、双氧水和高锰酸钾等消毒剂具有的相同化学属性就是强氧化性,即通过改变微生物或病毒的蛋白质结构,造成微生物或病毒不能进行正常代谢而死亡,从而达到消毒目的。
采用消毒方法使环境无害化,同时实施人员用物理和化学方法保障自身安全。

三、试剂与器材

生物安全泄漏应急处置箱配置的物品、数量和简要技术规格见表5-4-1。

表 5-4-1　生物安全泄漏应急处置箱

配置物品	数量	简要技术规格
医用防护服	1套	符合国家技术规范要求
护目镜	1副	飞溅、灰尘或研磨颗粒防护,镜片防雾
医用乳胶手套	2副	独立包装
N95医用防护口罩	2个	符合国家技术规范要求
防化靴套	2双	无纺布材质,带防化涂层
酒精棉球	2盒	独立包装
免洗手消毒液	1瓶	大于50 mL

续表

配置物品	数量	简要技术规格
环境消毒液	1瓶	含氯类物质
二溴海因消毒粉	1瓶	50克/瓶
手动消毒气雾罐	1套	便携式
吸附棉	1包	可吸收大部分酸性、碱性和其他性质未知的液体
万能吸附颗粒	1包	可吸收大面积播撒的酸性、碱性和其他性质未知的液体
医用垃圾袋	2个	中号

四、操作方法

当发生感染性或潜在感染性物质溢出时,应采用下列溢出清除规程:

(1) 戴医用乳胶手套,穿防护服、鞋套,戴上护目镜、N95医用防护口罩或防毒面具。

(2) 放置生物安全警示标志,设置隔离区,严禁无关人员靠近。

(3) 用擦拭纸或液体固化粉覆盖并吸收溢出物。

(4) 向擦拭纸或液体固化粉上倾倒适当的消毒剂(如浓度70%乙醇或含氯消毒剂),并立即覆盖周围区域。

(5) 使用消毒剂时,从溢出区域的外围开始,朝向中心进行处理。

(6) 作用适当时间(如30 min)后,将所处理物质清理掉。如果含有玻璃或其他锐器,则要使用除污工具来收集处理过的物品,并将其置于生物垃圾收集盒中。

(7) 对溢出区域再次清洁并消毒[如有必要,重复第(3)～(6)步]。

(8) 将污染材料置于医用垃圾袋中。

(9) 在消毒成功后,通知主管部门溢出区域的清除污染工作已经完成。如果泄漏,溢出物溅入眼内里应用洗眼器,加入纯净水后清洁眼睛。

(林　欣　颜晓玥)

参考文献

[1] 中华人民共和国国家质量监督检验检疫总局,中国国家标准化管理委员会.实验室生物安全通用要求(GB 19489—2008)[S].北京:中国标准出版社,2008.

[2] 中华人民共和国住房和城乡建设部,中华人民共和国国家质量监督检验检疫总局.生物安全实验室建筑技术规范(GB50346—2011)[S].北京:中国标准出版社,2011.

[3] 中华人民共和国国家卫生和计划生育委员会.病原微生物实验室生物安全通用准则(WS233—2017)[S].北京:中国标准出版社,2017.

[4] 中华人民共和国卫生部.医务人员手卫生规范(WS/T 313—2019)[S].北京:中国标准出版社,2019.

[5] 中华人民共和国卫生部.医疗机构消毒技术规范(WS/T 367—2012)[S].北京:中华人民共和国卫生部.2012.

[6] 魏秋华.生物安全实验室消毒与灭菌[J].中国消毒学杂志,2015,32(1):55-58

[7] World Health Organization (2020) Laboratory biosafety manual,fourth edition and associated monographs[M].Geneva:World Health Organization. Licence:CC BY-NC-SA 3.0 IGO. https://www. who. int/publications.

[8] 汪宏良,路明波.临床实验室生物安全管理[M].武汉:湖北科学技术出版社,2009.

[9] 浙江省病原微生物实验室生物安全质量管理中心.生物安全实验室建设与管理[M].杭州:浙江文艺出版社,2019.

[10] 柯昌文.实验室生物安全应急处理技术[M].广州:中山大学出版社,2008.

[11] 夏海林,黄新志.生物安全基础[M].成都:西南交通大学出版社,2012.

[12] 刘利兵,曲萍,于军,等.实验室生物安全与突发公共卫生事件[M].西安:第四军医大学出版社,2009.

[13] 张晶,代明,黄智翔,等.动物生物安全实验室生物废弃物安全处置管理与探索[J].实验技术与管理,2020,37(8):280-283,288.

[14] 孙志平,韩文东,丁悦娜,等.三级生物安全实验室感染性废弃物处理相关问题的探讨[J].微生物与感染,2011(1):59-62.

[15] 黄翠,汤华山,梁慧刚,等.高等级生物安全实验室消毒灭菌关键技术与设备[J].实验室研究与探索,2022,41(4):308-312.

[16] 王团结,姚文生,康凯,等.生物安全三级实验室生物安全风险点的识别与控制[J].中国动物检疫,2019,36(3):39-42.

[17] 王明翠,赵海峰.实验室生物安全突发事件应急办法及建议[J].质量安全与检验检测,2021,31(4):82-83.

[18] 张磊.生物安全防护实验和实训指导[M].西安:第四军医大学出版社,2021.